食事療法 はじめの一歩 シリーズ

食事で症状をコントロール

過敏性腸症候群の安心ごはん

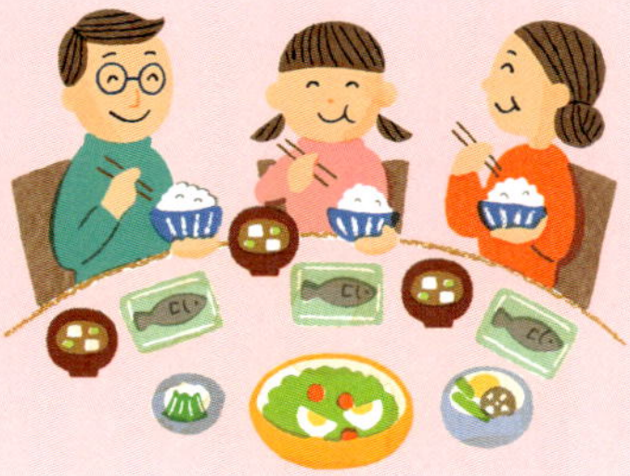

女子栄養大学出版部

何を食べたらいいのかわからない……

▼過敏性腸症候群は潰瘍や炎症、がんなどの器質的な疾患とは異なるので、食事も「あれを食べてはだめ」「これを食べなければいけない」ということはありません（例外として下痢型の人には乳糖を含有する冷たい牛乳は避けることが推奨されています）。しかし、便の性状を整える食物繊維の摂取は便秘や下痢の症状緩和に効果的です。本書では食物繊維がしっかりとれる料理や食材を紹介。気軽に試してみてください。

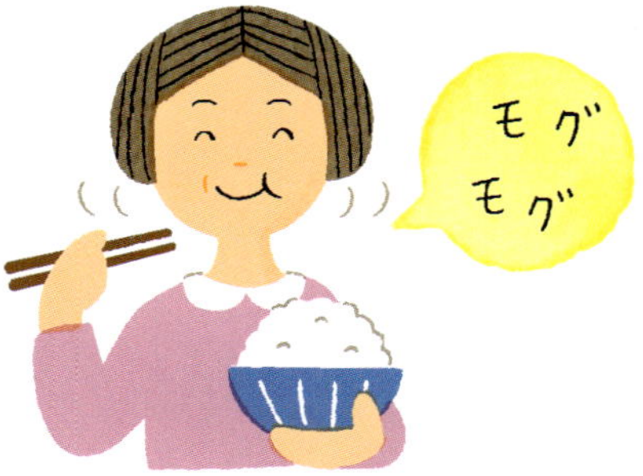

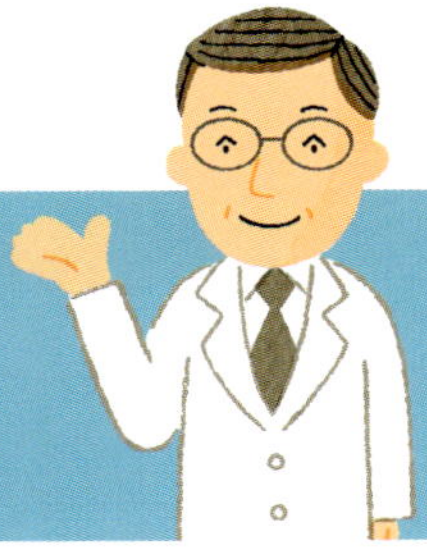

おすすめです

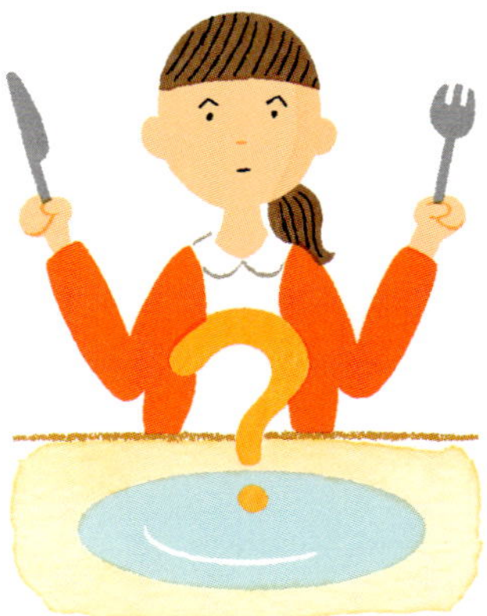

ゆっくり食べるなど食事のとり方も大切なの？

▼自律神経の働きを整えることで症状が緩和します。1日3食とる、ゆっくり噛むなど、体のリズムを整える食事の仕方も紹介しているので、ぜひ実践してください。

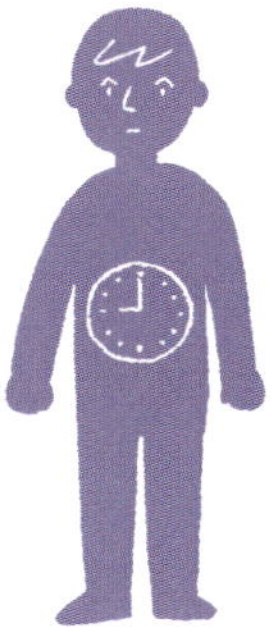

食事療法をはじめる方へ

過敏性腸症候群は、ストレスが多い現代に特有の病気です。腹痛を伴う便秘や下痢を繰り返すのが特徴的な症状ですが、これはストレスを感じる脳と腸が深く関係していることから起こります。中には、便秘や下痢がなかなか治らず、病院に行ったのに検査では異常が見つからず、「気にしすぎでは」「神経質だから」などと医師から心ない言葉をかけられ、ではどうしたら……と悩み、孤立してしまうケースもあります。

過敏性腸症候群の治療には、まず病気の起こるしくみを理解すること。その上で①生活改善 ②食事 ③運動を基本に、薬物療法でサポートします。食事療法で目指すのは、腸の働きをよくすること。そのために重要なのが、食物繊維の摂取や腸内環境を整える食事です。基本的には食べていけないものはありません。でも、お腹の状態を気にするあまり、食べる量が減ってしまったり、何も食べられなくなってしまったり……これではかえって腸の働きを悪くして症状を悪化させてしまうのです。

過敏性腸症候群の患者さんは、まじめな人、繊細で感受性の高い人が多くみられま

この本は、こんな人に

便秘と下痢が繰り返される。同じものを食べていいの？

▼食物繊維の摂取は両方の症状に有効です。また、下痢が強く出ている場合と便秘が強く出ている場合の調理の仕方やとりたい食品なども紹介。自分の症状に合わせて取り入れてください。

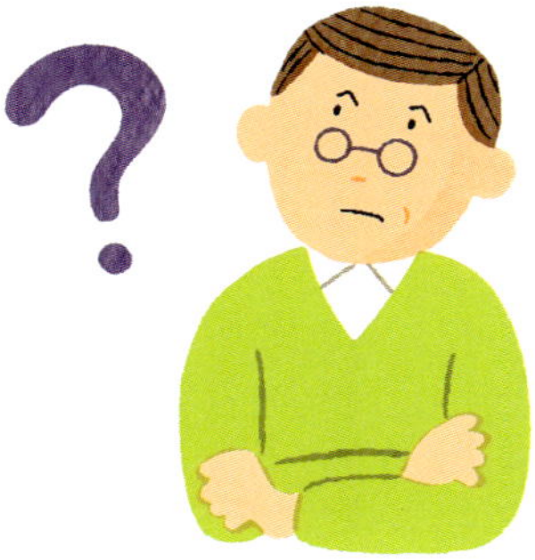

この病気の治療法を知りたい。

▼過敏性腸症候群の治療には、食事療法以外に、生活習慣の改善や運動、薬物療法が有効です。これらの治療法についても紹介しています。

過敏性腸症候群になる原因がわからないのでとても不安……

▼本書では、なぜ過敏性腸症候群になるのか、そのメカニズムを丁寧に解説。過敏性腸症候群の診断基準や自己チェックシートも掲載しているので、病気についての理解を深めるのに役立ちます。

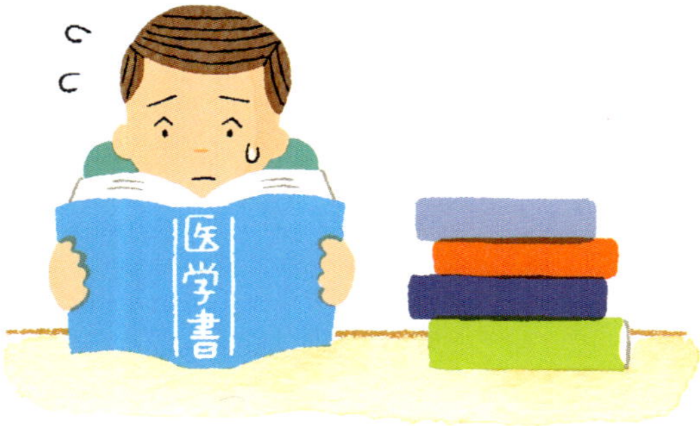

す。治療にも積極的に取り組み、食事では食物繊維をしっかりとりましょうと言えば、きちんと実践してくださいます。でも、完壁を追うあまり、それがかえってストレスになってしまうことも少なくありません。

　私は、過敏性腸症候群の人には「75点主義」をすすめています。何事も100点満点を目指そうとせず、肩の力を抜いて75点くらいで充分なんですよ、という考え方です。本書で紹介する食事もあくまでも参考にとどめ、体調と相談しながら、自分に合う食材や料理を気軽に探してみてください。食べることがストレスとなってしまっては本末転倒です。

　腸が敏感だということは、脳も敏感で感受性が高いということ。これは得がたい才能です。こんな病気になってしまったと落ち込まず、感受性のよさをプラスととらえましょう。

　日本人の10人にひとりは過敏性腸症候群の症状がみられるといわれます。身近な病気となりつつあるだけに、放置せず、本書を参考に症状を上手にコントロールしていただければと思います。

さくらライフ錦糸クリニック名誉院長　**松枝　啓**

本書の使い方

レシピについて

1人分のエネルギー、食物繊維量、塩分を紹介。

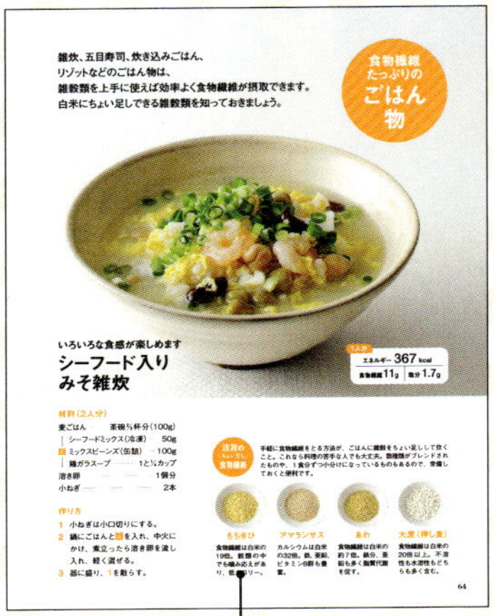

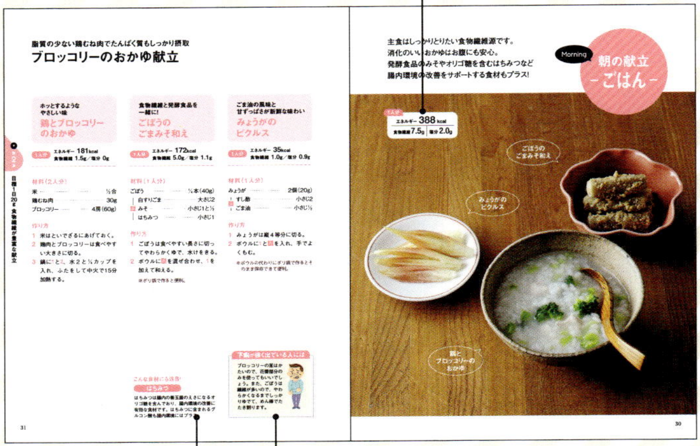

注目のちょい足し食物繊維

いつもの料理に混ぜたり、ふりかけたりするだけ。食物繊維を効率よくとるために知っておきたい食材を紹介。

こんな食材にも注目!

腸内環境を改善したり、食物繊維源になる食品を紹介。

下痢が強く出ている人には／便秘が強く出ている人には

それぞれの症状が強く出ている場合に気をつけたい調理方法や食事のとり方などをアドバイスします。

- 食品（肉、魚介、野菜、果物など）の重量は、特に表記がない場合は、すべて正味重量です。正味重量とは、皮、骨、殻、芯、種など、食べない部分を除いた、実際に口に入る重量のことです。
- 材料の計量は、標準計量カップ・スプーンを使用しました。大さじ1＝15mℓ、小さじ1＝5mℓ、1カップ＝200mℓです。
- フライパンはフッ素樹脂加工のものを使用しました。
- 電子レンジは、600Wのものを使用しました。お使いの電子レンジのW数がこれより小さい場合は加熱時間を長めに、大きい場合は短めにしてください。
- 調味料は特に表記のない場合は、塩＝精製塩（食塩　小さじ1＝6g）、砂糖＝上白糖、酢＝穀物酢、しょうゆ＝濃い口しょうゆ、みそ＝淡色辛みそや赤色辛みそを使っています。
- だしは昆布や削り節、鶏ガラなどでとったものです。

そのほかの表記について

材　料

材料は「1人分」を基本に表示していますが、レシピによっては作りやすい分量で表示しているものもあります。2人分で調理した際はでき上がりを2等分にした量を、1人分として召し上がってください。

エネルギーとカロリー

エネルギーの量を表す単位がカロリー（cal）。1ℓの水を1℃上げるのに必要なエネルギー量が1kcalです。本書では、基本的にエネルギーを表す場合は、「エネルギー」「エネルギー量」と表記しています。

塩分とは

「塩分」とは、食塩相当量のこと。本書でも「塩分」として表記されている重量は、食塩相当量（g）です。これは、食品に含まれるナトリウム量（mg）を合算した値に2.54を掛けて1000で割ったもの。たとえばナトリウム量2200mgの食品の場合は、2200×2.54÷1000＝5.6gとなります。

第1章

過敏性腸症候群の基礎知識

最近よく耳にするようになった過敏性腸症候群。
ストレスが原因で起こる現代に特有の病気です。
ではその原因は?　便秘や下痢が起こるのはなぜ?
病気のメカニズムと治療法を知って、自分に合った
症状緩和の対策を見つけましょう。

どんな病気なの？ 慢性的に便秘や下痢を繰り返します

過敏性腸症候群とは

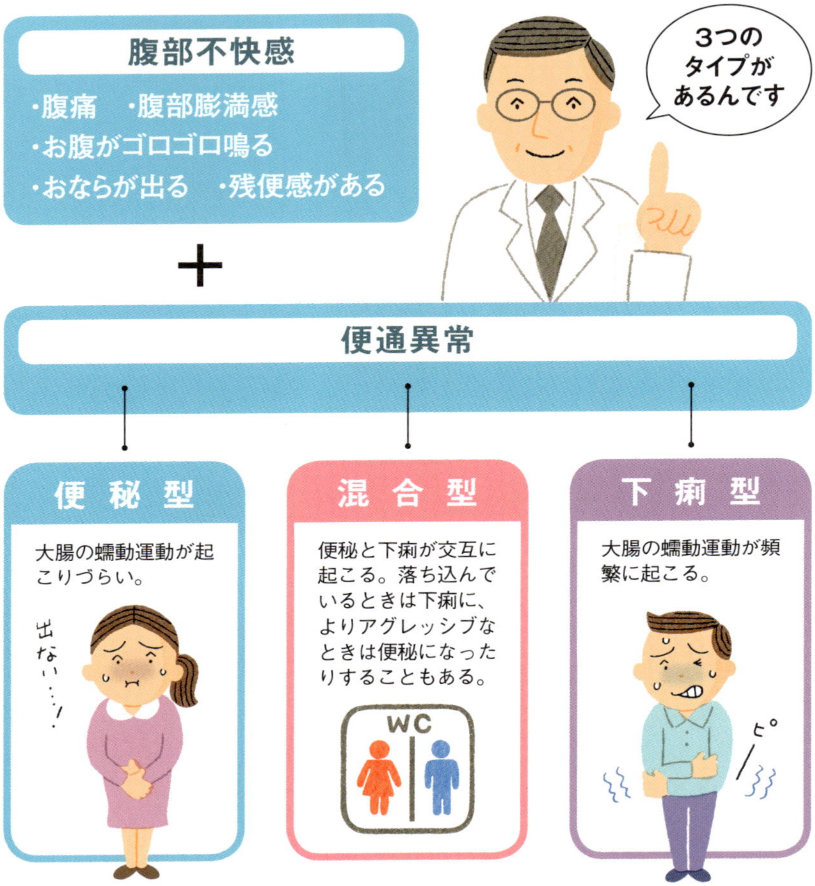
腹部不快感
・腹痛　・腹部膨満感
・お腹がゴロゴロ鳴る
・おならが出る　・残便感がある
＋
3つのタイプがあるんです
便通異常
便秘型
大腸の蠕動運動が起こりづらい。
出ない…！
混合型
便秘と下痢が交互に起こる。落ち込んでいるときは下痢に、よりアグレッシブなときは便秘になったりすることもある。
WC
下痢型
大腸の蠕動運動が頻繁に起こる。
ピ

腸には炎症や潰瘍などの異常はありません

過敏性腸症候群（IBS※）は、下痢や便秘などの便通異常に、腹痛などの腹部不快感が伴い、それが慢性的に繰り返される病気です。以前は慢性大腸炎や、過敏性大腸症などと呼ばれていました。しかし、大腸だけでなく小腸を含めた消化管全体にかかわるため、過敏性腸症候群と呼ばれるようになったのです。過敏性腸症候群は表立って出てくる症状によって便秘型、下痢型、便秘と下痢が交互に起こる混合型の3タイプに分けられます。

過敏性腸症候群は腸の働きが亢進《こうしん》（高ぶること）あるいは抑制されることで引き起こされます。通勤や通学の途中で突然お腹が痛くなり駅のトイレ

※Irritable Bowel Syndromeの略称

便は食べ物の残りカス

食事がきっかけとなって腸の蠕動運動が起こり、便を押し出す。短時間に蠕動運動が連続して３回起きると排便される。

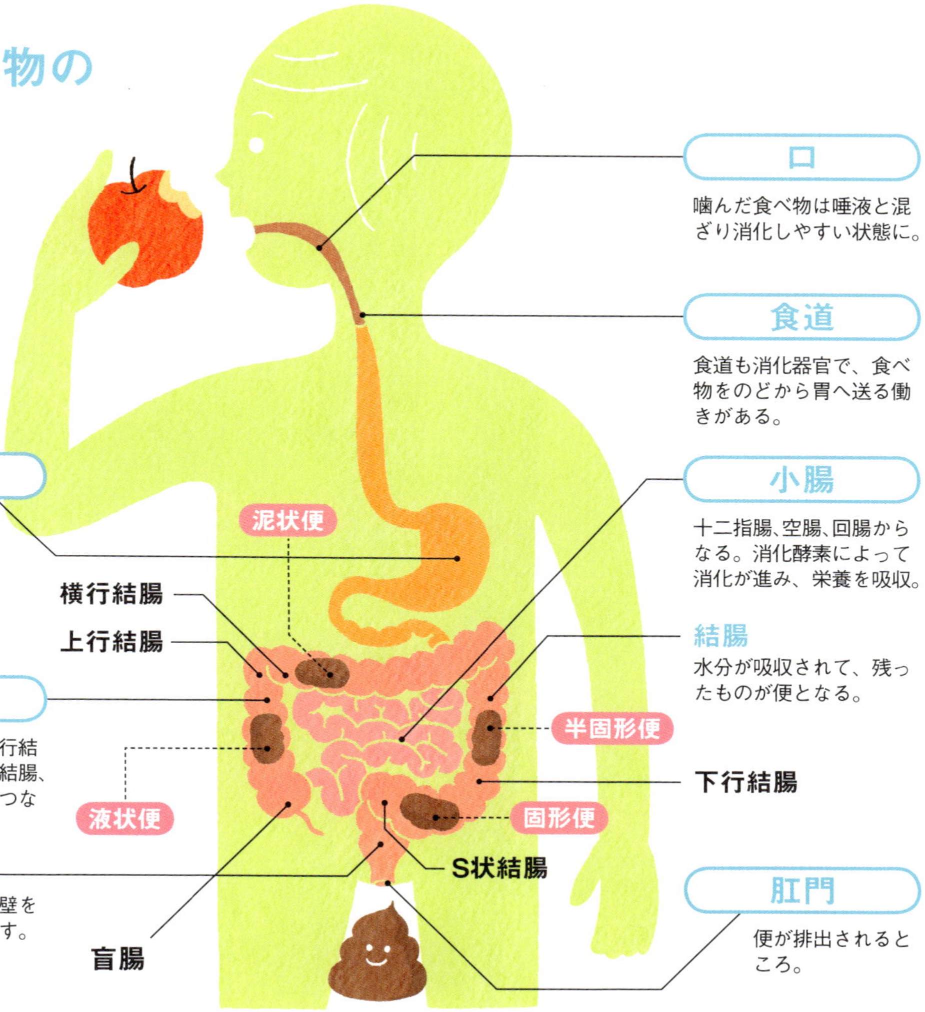
胃
食べ物は胃液によって消化され、十二指腸へ。
大腸
盲腸からはじまり上行結腸、横行結腸、下行結腸、S状結腸、直腸へとつながる。
直腸
便がたまると直腸の壁を刺激して便意を起こす。

に駆け込む、コロコロした便しか出ずいつも残便感がある、という経験をする人も少なくありません。やっかいなのは、レントゲンや内視鏡など腸の検査をしても、炎症や潰瘍といった異常はみられないという点。腸の形態（器質性）の障害ではないので、軽くみてしまいがちです。

水分吸収や蠕動運動が悪くなり便通異常が起こる

では、腸の働きが変化すると、どうして便秘や下痢になるのでしょうか？そもそも、腸の働きとは、胃から送られてきた食べ物を消化吸収し、不要なものを便として排出することです（上イラスト参照）。便を形作り、排出するのが大腸です。便は最初液状で、水分が腸壁から吸収されるにつれて徐々に硬くなります。大腸の働きが高ぶって、水分の吸収が充分できないうちに便が排出されると下痢になります。また、腸の蠕動《ぜんどう》運動（腸が拡張と収縮を繰り返す動き）が弱くなったり頻度が減少すると便を押し出せなくなり、便秘を引き起こすというわけです。

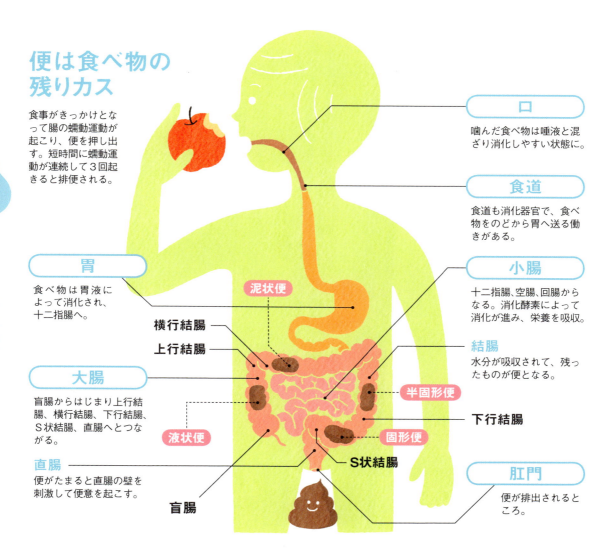

病気の基礎知識 2

どうして起こるの？ ストレスが原因の現代病です

過敏性腸症候群の悪循環

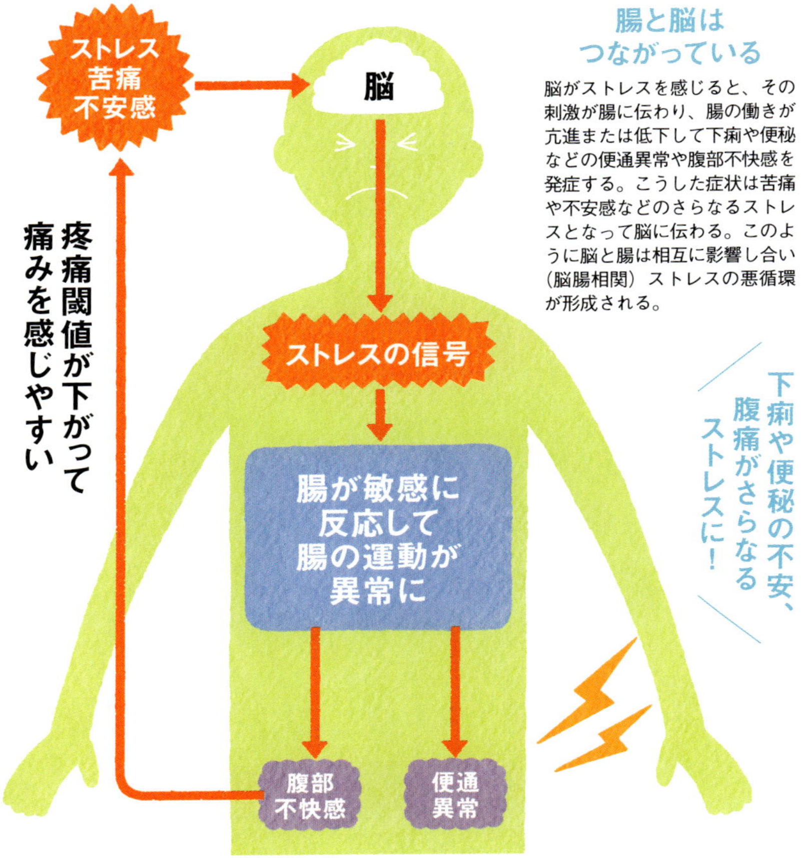

腸と脳はつながっている

脳がストレスを感じると、その刺激が腸に伝わり、腸の働きが亢進または低下して下痢や便秘などの便通異常や腹部不快感を発症する。こうした症状は苦痛や不安感などのさらなるストレスとなって脳に伝わる。このように脳と腸は相互に影響し合い（脳腸相関）ストレスの悪循環が形成される。

ストレスがかかると痛みに弱くなる!

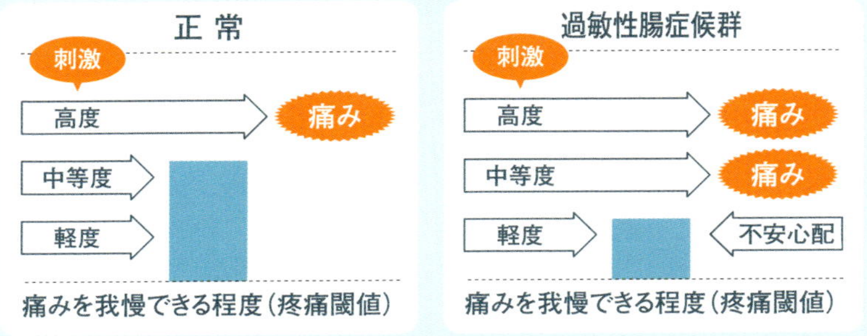

健常者の場合、ストレスがなければ痛みを我慢できる堀の高さ（水色の部分）が高く、中等度や軽度の刺激では痛みを感じない。痛みを感じるのは堀を飛び越えたとき。高度の刺激で初めて痛みを感じる。

ストレスが加わることで、痛みを我慢できる堀の高さ（疼痛閾値＝水色の部分）が低くなり、中等度の刺激でも痛みを感じる。過敏性腸症候群の人は痛みを感じやすくなった、いわば知覚過敏の状態。

こんな人がかかりやすいので気をつけて

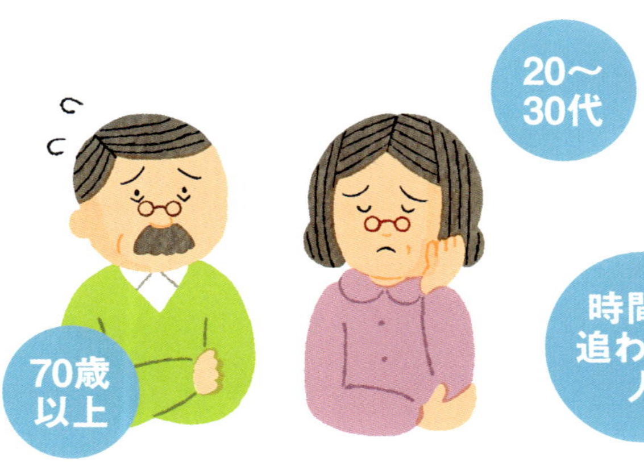
20～30代
70歳以上

年代でみると20～30代と、70歳以上の高齢者に患者数のピークがあります。

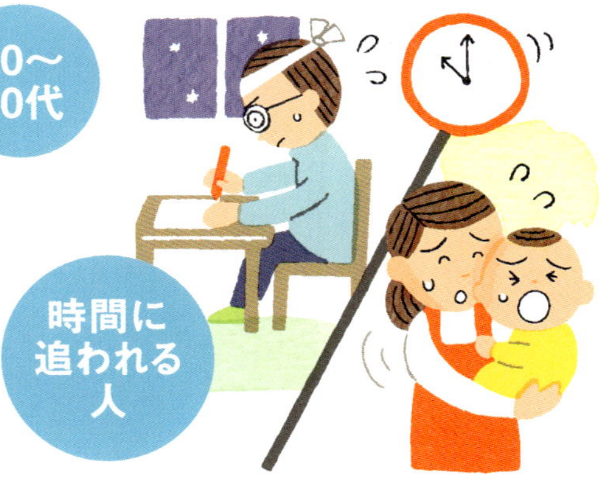
時間に追われる人

育児に追われたり、大学受験など、時間に追われる生活を送っている人に多く発症します。

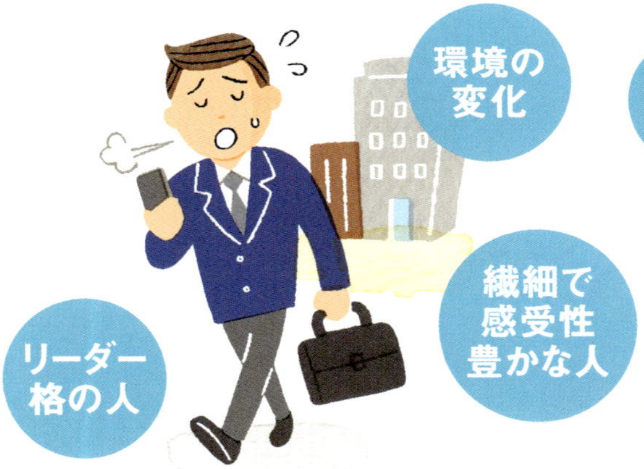
環境の変化
繊細で感受性豊かな人
リーダー格の人

会社ではよく働くリーダー格の人に多くみられます。また、異動や転勤などで周囲の環境が変わったときをきっかけに症状が悪化するケースも多くみられます。

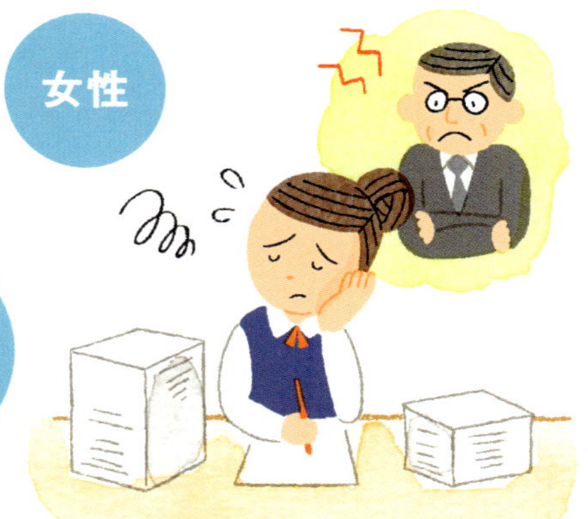
女性

男性よりも女性に多く発症。男性1に対して女性は1.5～2倍の割合になります。また、ものごとに敏感な人や繊細な人にも多くみられます。

腸と脳はつながっている　ストレスの悪循環に注意

　過敏性腸症候群の原因はストレスです。脳がストレスを感じると、自律神経を通してその刺激は腸へと伝えられ、腸が収縮。血液の流れが悪くなり、下痢や便秘、腹痛といった症状が出ると考えられています。しかも、便通異常や腹部不快感がさらなるストレスとして脳に伝わる→その刺激が腸に伝わる→便通異常や腹部不快感を生じる——といった悪循環に陥ってしまうのです。腸には脳と同様にたくさんの神経が張り巡らされており、第二の脳と呼ばれています。脳とは自律神経で結ばれており、腸と脳のこうした関係性を「脳腸相関」といいます。また、過敏性腸症候群の人は健常者と比べ、疼痛閾値《とうつういきち》が低くなっています。つまり、痛みを感じやすくなっているということ。ですから腸も敏感になり、痛みや不快感を訴えることも多くなります。

　過敏性腸症候群はストレスが多い現代社会で急増。男性より女性に多く、20～30代、70歳以上に多くみられます。

どんな治療をするの？
症状をやわらげるのが最優先

過敏性腸症候群の診断基準（RomeⅢ）

6か月以上前から症状があり、過去3か月間は「月に3日以上にわたって腹痛や腹部不快感が繰り返し起こり、次の項目の2つ以上がある」という基準を満たしていること。

❶ 排便によって症状が軽減する
❷ 発症時に排便頻度の変化がある
❸ 発症時に便形状の変化がある

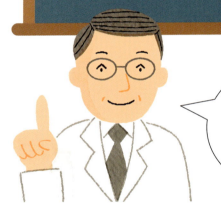

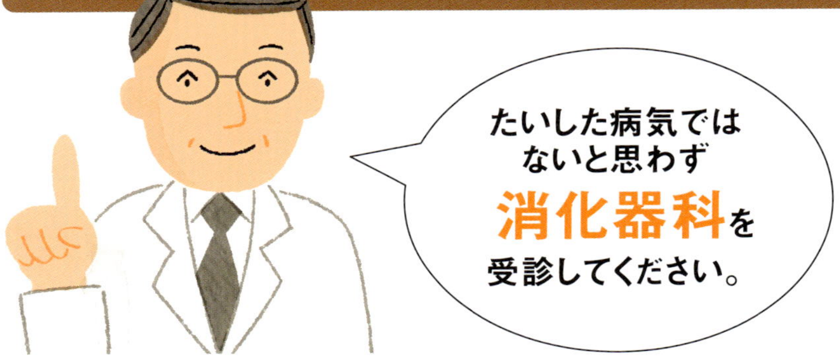
たいした病気では
ないと思わず
消化器科を
受診してください。

放置すると症状は悪化 専門医を受診して

過敏性腸症候群の患者さんの中には、このくらいの症状は自分で対処すべき、たいした病気ではないと考えてしまう人も少なくありません。ひとりで悩むことで、会社や学校に行くのが困難な状態になってしまうケースもあるのです。過敏性腸症候群かもしれない……そんなときは我慢せず、まず、消化器科あるいは消化器内科を受診します。

上記にあるのが、過敏性腸症候群を定義づける世界的な基準「ＲｏｍｅⅢ」です。過敏性腸症候群なのかどうかはこの基準をもとに診断されます。

しかし基準を満たさなくても、腸に病気が見つからず、便通異常と腹部不快感があれば治療の対象になります。

おもな治療法

病態を理解すること

過敏性腸症候群の症状である腹痛や便通異常がなぜ起こるのか、そのメカニズムについて正しく理解します。

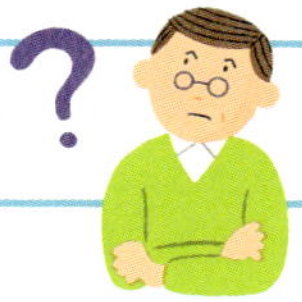

＋

ストレスを取り除き、生活習慣を改善

具体的には、就寝＆起床時間を同じにして規則的な生活リズムを送るようにしたり、運動やリラクセーションを取り入れたりします。ストレスを減らすことで自律神経のバランスが整い、症状の改善につながります。

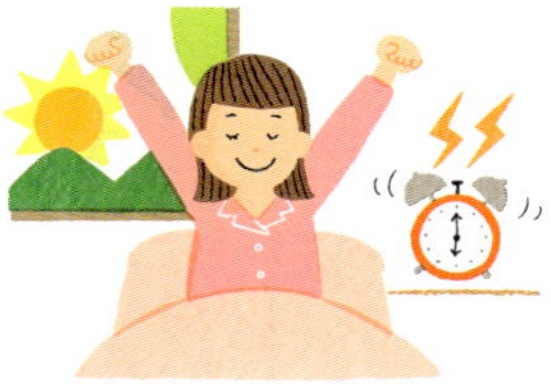

食事の工夫

便秘や下痢の便通異常の改善には、食物繊維の摂取が重要です。また、１日３回の食事をしっかりとるなど、規則的な食事も体のリズムを整えます。食事については、16ページから詳しく紹介します。

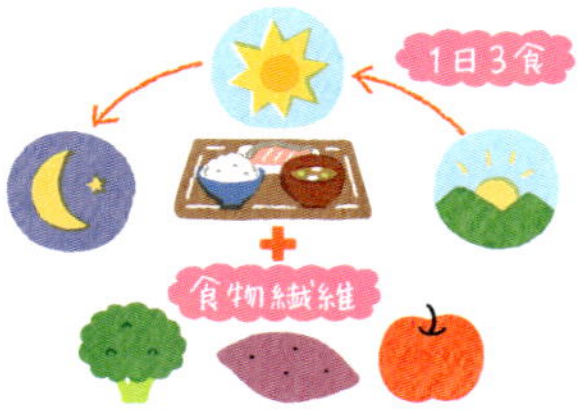

運動

体をよく動かし、ウォーキングやジョギングなどの汗ばむ運動を定期的に取り入れましょう。運動で体温が上昇するとそれを下げようと自律神経が活発に働きます。これにより自律神経がバランスよく働くことに。

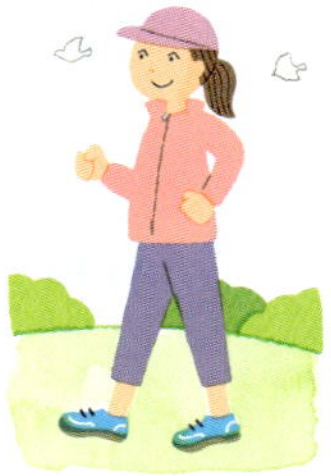

＋

薬物療法

便秘型の人には人工繊維のポリカルボフィルカルシウムが処方されることがあります。また、下痢型の治療薬である塩酸ラモセロトンは、これまで男性しか使えなかったのが2015年６月からは女性も使えるように。

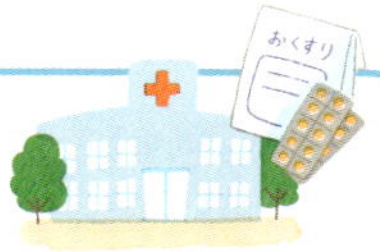

生活習慣と食事、運動で症状と上手につき合う

過敏性腸症候群の治療の最終目的は、腸の働きを正常にすることです。過敏性腸症候群はさまざまな原因で起こるため、これさえ行えば治るという治療法はありません。過敏性腸症候群の患者さんは腸が敏感です。これは感受性が高いということで、もともと備わっている才能なのです。ですから治療は、完治させるためのものという発想を捨てて、症状をやわらげ、コントロールするために行うものと考えましょう。まずは、過敏性腸症候群の症状が起こるしくみを理解します。その上で、生活や食事を見直し、運動を取り入れることで自律神経のバランスを整え、症状の緩和につなげ、必要に応じて薬物療法を取り入れます。

患者さんの中には便秘や下痢を市販薬でしのいでいる方もいますが、漫然と使えば、効きも悪くなります。また、市販薬でよくならない場合は、ほかの病気も考えられます。まずはきちんと診察を受けるようにしましょう。

全身の病気のこともある！ 間違えやすい病気に注意して

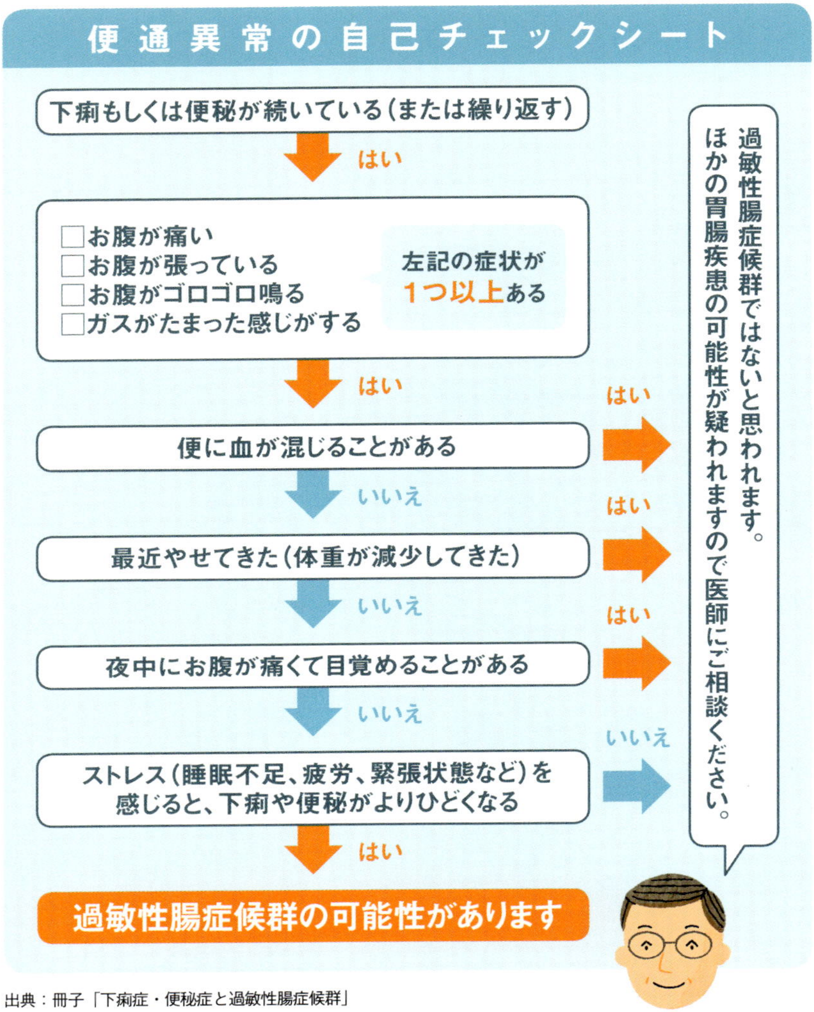
便通異常の自己チェックシート
下痢もしくは便秘が続いている（または繰り返す）
はい
□お腹が痛い
□お腹が張っている
□お腹がゴロゴロ鳴る
□ガスがたまった感じがする
左記の症状が1つ以上ある
はい
便に血が混じることがある
はい
いいえ
最近やせてきた（体重が減少してきた）
はい
いいえ
夜中にお腹が痛くて目覚めることがある
はい
いいえ
ストレス（睡眠不足、疲労、緊張状態など）を感じると、下痢や便秘がよりひどくなる
いいえ
はい
過敏性腸症候群の可能性があります
過敏性腸症候群ではないと思われます。ほかの胃腸疾患の可能性が疑われますので医師にご相談ください。

出典：冊子「下痢症・便秘症と過敏性腸症候群」

気をつけたい下痢や便秘 がんが隠れていることも

過敏性腸症候群では便秘や下痢が特徴的にみられますが、同じような症状はほかの病気でも起こります。自分は過敏性腸症候群だと思っていても、検査をしたら違う病気だったということもあるのです。まずは、自分の便通異常が過敏性腸症候群によるものなのかどうか、上のチャートで自己チェックしてみましょう（上図参照）。

気をつけたいのが潰瘍やがんなどによって起こる下痢や便秘です。たとえば下痢の場合、体重が落ちる、血液や粘液が混じる、就寝中に下痢や腹痛で目覚めるといったことがあると、大腸がんや潰瘍性大腸炎、小腸や大腸などの消化管にただれや潰瘍ができるクロ

間違えやすい病気のいろいろ

胃潰瘍

胃壁に潰瘍ができる病気。ピロリ菌や薬剤の服用、強いストレス、胃酸などにより胃の粘膜が傷つけられて起こります。腹部上部やみぞおちの痛み、胃の膨満感といった症状が。

十二指腸潰瘍

ストレスなどにより胃酸の分泌が増え、十二指腸の粘膜が傷つけられて起こる病気で、腹部やみぞおちの痛みなどを伴います。ピロリ菌も発症にかかわっていることが指摘されています。

乳糖不耐症

牛乳を飲むとお腹がゴロゴロしたり、下痢をしたりします。乳糖不耐症は牛乳や乳製品に含まれる乳糖を分解する酵素が少ないために起こり、欧米人に比べると日本人に多いとされます。

大腸憩室症

大腸粘膜の一部が腸壁外に出っ張ると、内壁にはくぼみ＝憩室ができます。これが大腸にたくさんできる病気。便秘、下痢などの便通異常や腹部膨満感といった症状を伴います。

大腸がん・大腸ポリープ

大腸がんもポリープも初期の自覚症状はほとんどなく、健康診断やがん検診などで見つかることが多い病気です。進行すると、下痢や便秘、血便、腹痛などの症状が、繰り返し持続して現れます。

潰瘍性大腸炎

大腸の粘膜が炎症を起こして、びらんや潰瘍ができる病気。腹痛、下痢、血便などの症状があります。はっきりとした原因はわかっていませんが、遺伝や食生活などが関係し、過労やストレスで悪化するとされます。

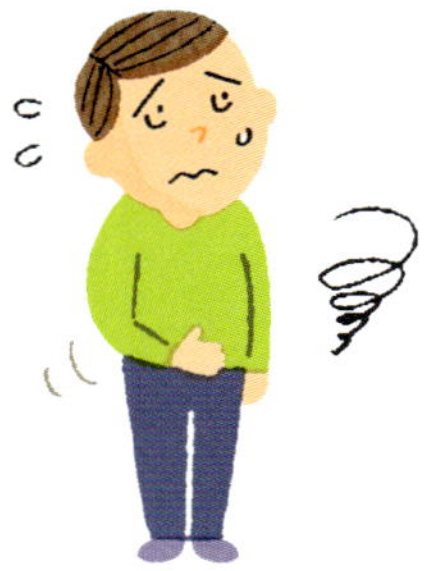

クローン病

小腸を中心に、大腸やそのほかの消化器官に潰瘍やただれが起こる原因不明の病気。腹痛、下痢、下血、体重減少、発熱などが慢性的に起こります。20代に最も多く発症します。

その他

子どもの場合、機能性消化不良症、慢性機能性腹痛と間違えることが少なくありません。また、突発性すい炎、甲状腺機能亢進症、子宮内膜症、糖尿病など、腸以外の病気の可能性もあります。

ーン病などの病気が隠れている可能性もあります。

過敏性腸症候群であれば、就寝中に下痢や腹痛で目が覚めることはありません。就寝中はストレスがかからないので、腸の動きが止まるからです。またどんなに下痢をしても、過敏性腸症候群の場合はうつ状態に陥らない限り体重が落ちることはありません。

過敏性腸症候群の人も定期的に腸の検査を

牛乳を飲むと下痢をする乳糖不耐症も過敏性腸症候群と似たような症状が起こります。しかし、多くは牛乳をやめることで症状が治まります。

間違えやすい腸以外の病気としては、すい炎、甲状腺の病気、子宮内膜症、糖尿病などがあり、これらは腹部の症状が現れることがあります。

過敏性腸症候群だと思っていたらほかの病気だった、ほかの病気を併発していたという可能性もあります。自己判断はせず、定期的に便の潜血反応の検査を受けるなどして、異常がないかを確認するようにしましょう。

腸の働きをよくする成分 2種類の食物繊維を上手にとる

食物繊維には2種類ある

1日にとりたい
食物繊維は
20g

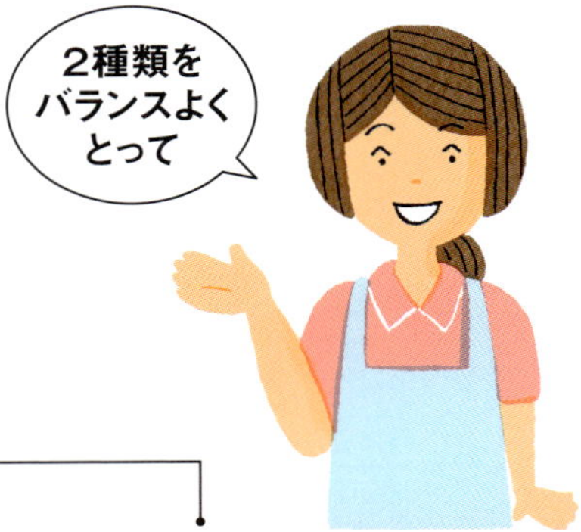

不溶性食物繊維

不溶性食物繊維は便のカサを増やし、便の排泄を促す。腸の蠕動運動を盛んにする働きも。

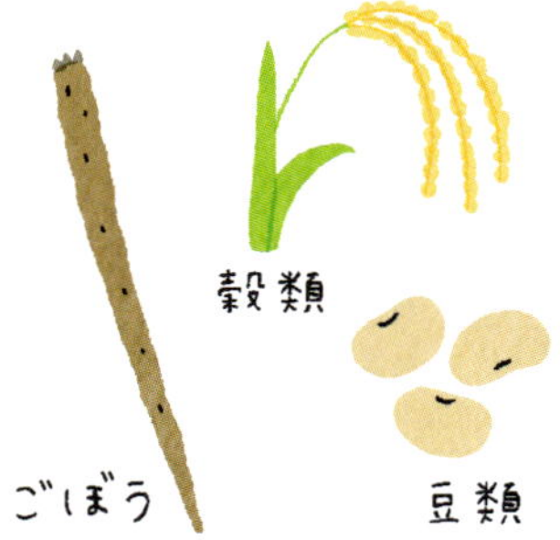

水溶性食物繊維

水溶性食物繊維は食べ物の胃滞留時間を長くし、また便の余分な水分を吸収して半流動性にし、下痢を予防する。

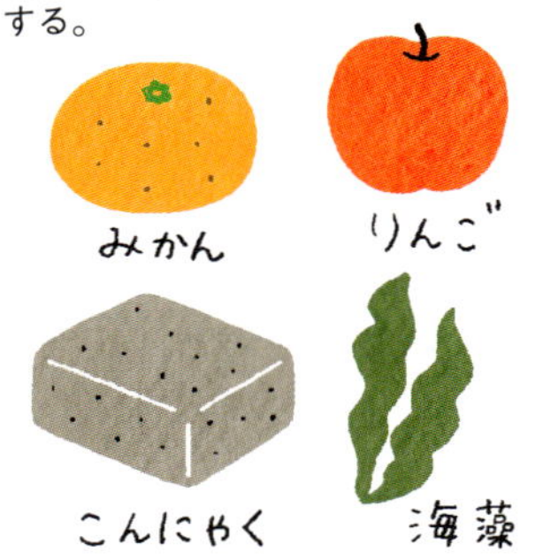

食物繊維には2種類ある 1日20gを摂取の目標量に

過敏性腸症候群は、潰瘍やがんなどの器質的な病気ではないので、食事はいつもと同じものに少しだけ気を使うくらいで大丈夫。心がけたいのは食物繊維の摂取です。食物繊維には水溶性と不溶性の2種類があり、それぞれ働きが異なります（上記参照）。

水溶性食物繊維は海藻、果物、こんにゃくなどに、不溶性食物繊維は穀類、豆類、ごぼうなどに多く含まれます。食物繊維の摂取不足は生活習慣病の発症に関連するとされ、その予防のため目標量が設定されています。18〜64歳では男性で1日21g以上、女性18g以上、65歳以上は男性20g以上、女性17g以上となっています。

食物繊維は便秘も下痢も改善する

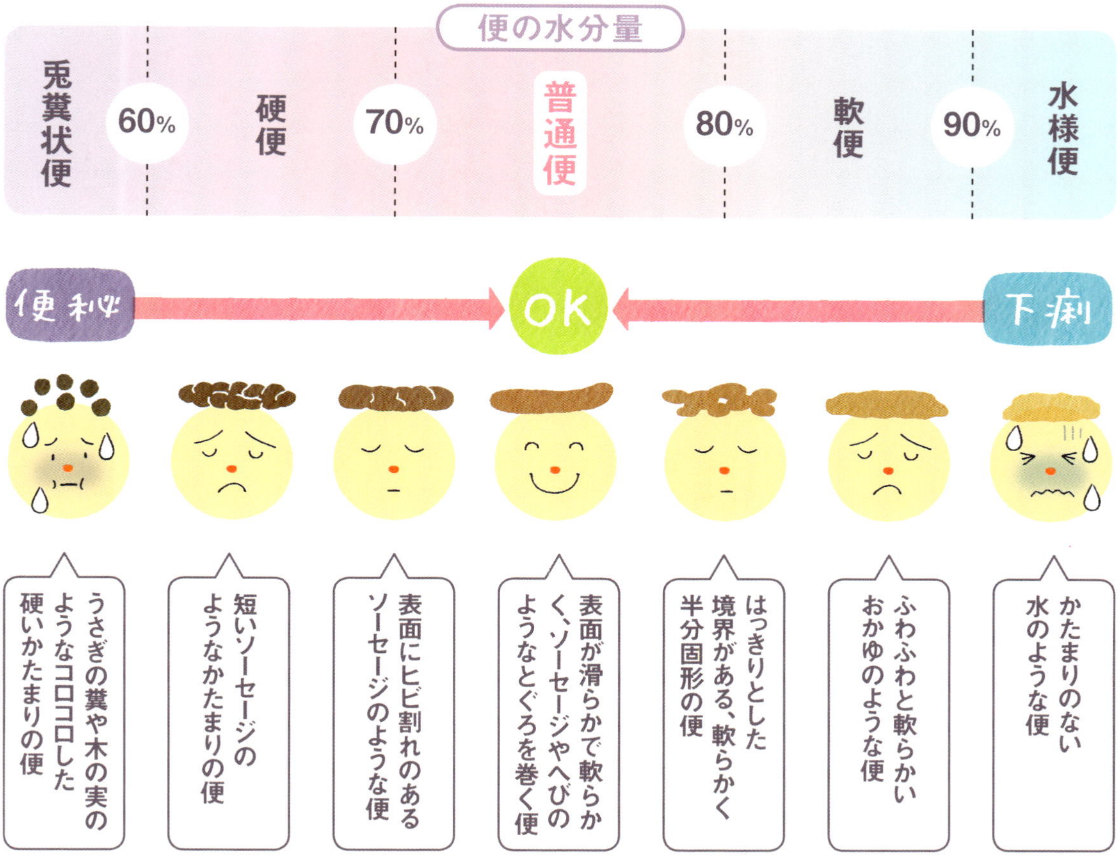

蠕動運動をスムーズにして便秘や下痢の症状を緩和

では、なぜ過敏性腸症候群に食物繊維が有効なのでしょうか。これには、排便時に起こる大腸の蠕動運動が関係しています。蠕動運動とは便をしごき出すような腸の収縮運動のこと。便秘の場合、この蠕動運動が起こりづらくなっています。さらにS字結腸のところで便がせき止められていることもわかりました。しかしこの蠕動運動は、腸の内容物のかさを増やすことで起こることがわかっています。そこで食物繊維です。便のカサを増やす働きがある食物繊維をとれば、それが刺激となり大腸の蠕動運動が起こるのです。便の水分量も増えるので便秘の改善につながります。食物繊維は下痢にも効果があります。水溶性食物繊維が便の余分な水分を吸い取って水様便が半流動性の便になることで腸内での移動が適度な速さになり、便がまとまります。

2種類の食物繊維をバランスよくとることで便秘と下痢の改善につながるのです。

食事の実践 2

多品目からバランスよく 1食あたりの食物繊維量を知る

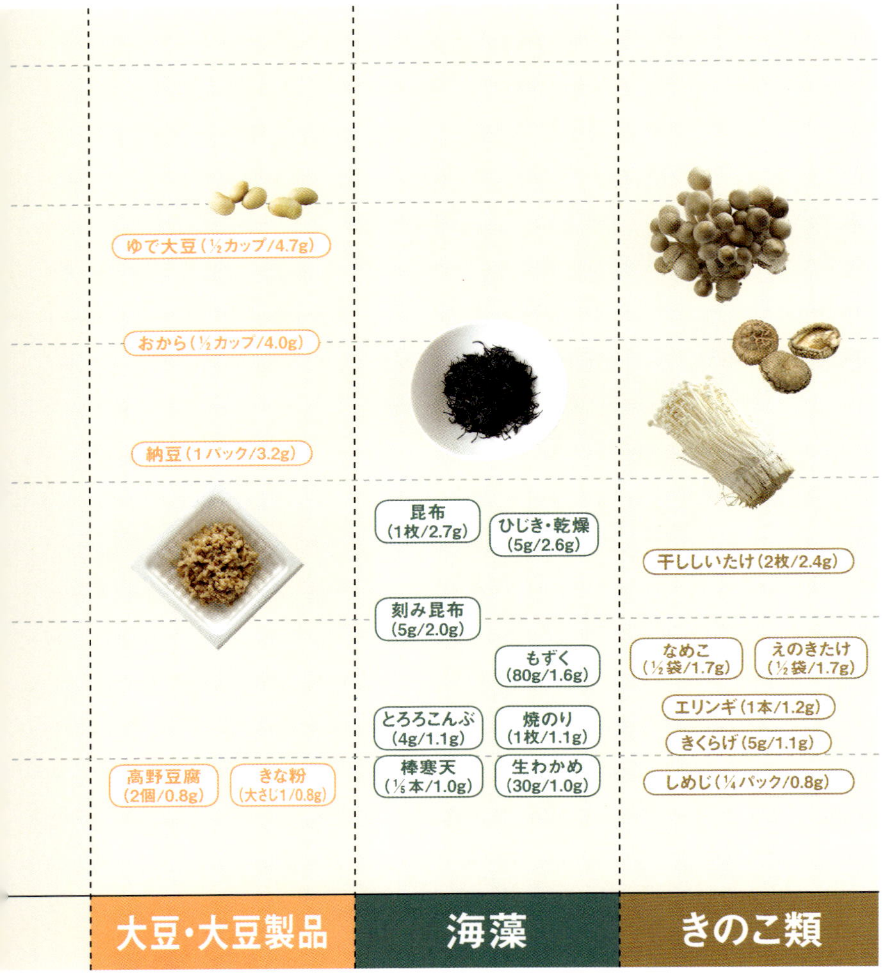

3回の主食をしっかりとる 和食で食物繊維量をアップ

食物繊維は、さまざまな食材から水溶性と不溶性をバランスよくとることが大切です。食物繊維を多く含む食品としては、穀類、野菜類、根菜類、果物、きのこ類、海藻、大豆類があげられます。1回の食事で効率よく食物繊維をとるためには、1食あたりの食材の食物繊維量を知ることが重要です。上の図を上手に活用してください。

食物繊維を上手にとるには、いくつかの工夫が必要です。

まずは3食の主食をしっかりとることです。穀類からとれる食物繊維の量は、50年前の約半分に減っています。一度に食べる量の多い主食の穀類を未精製のものに変えると、食物繊維を効

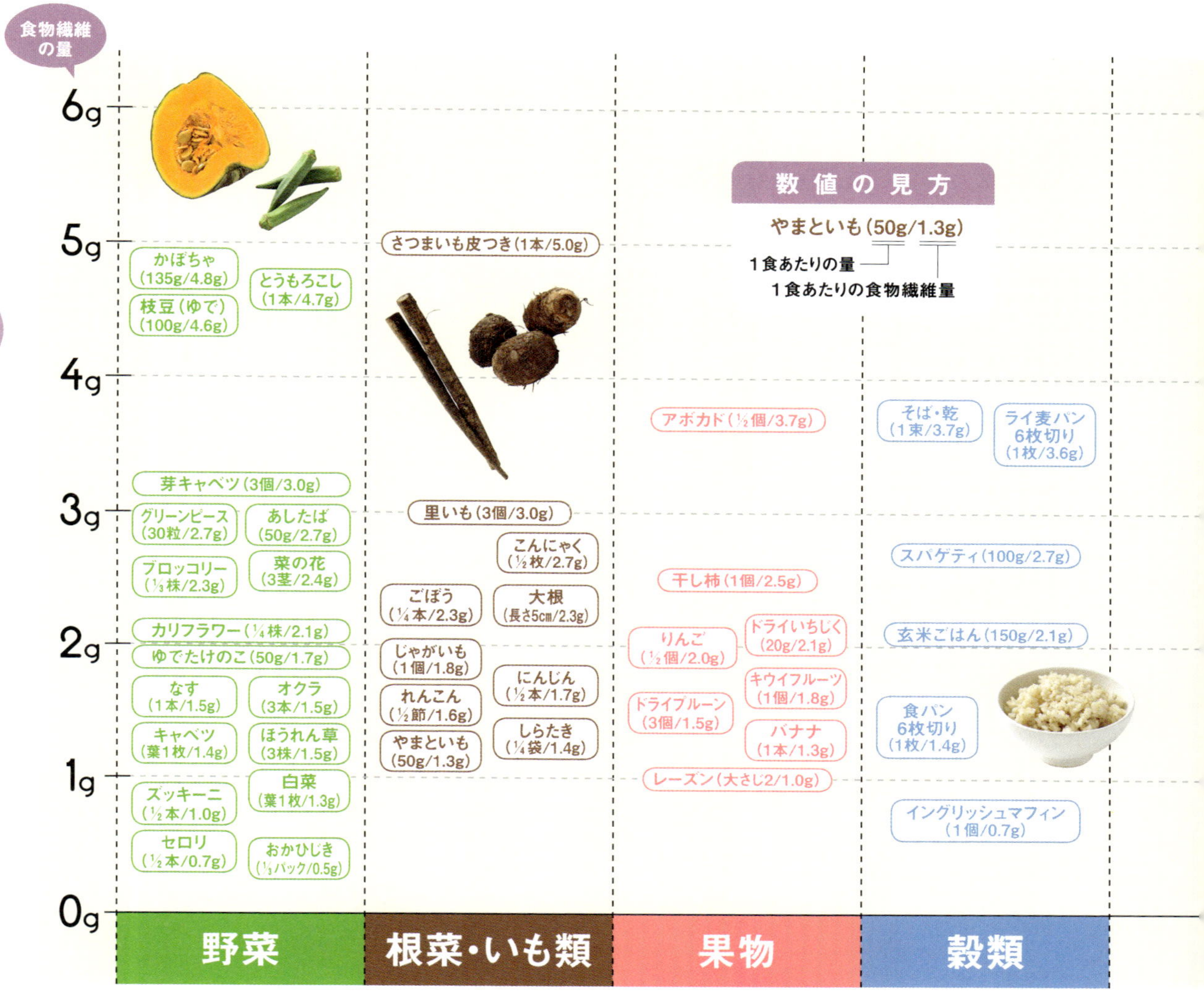

率よく摂取できます。たとえば、白米より玄米、パンなら胚芽パンや全粒粉パン、ライ麦パンなどのほうが食物繊維が豊富です。

　納豆、おから、大豆、ひじき、のり、切り干し大根など、和食の素材には食物繊維が多く含まれています。和食を多く取り入れると自然と食物繊維をとることができます。また、みそ汁やスープは野菜、きのこ、海藻など具だくさんにするといいでしょう。

　野菜も重要な食物繊維の供給源です。生よりも加熱したほうが量をとれるし、消化にもいいのでおすすめです。

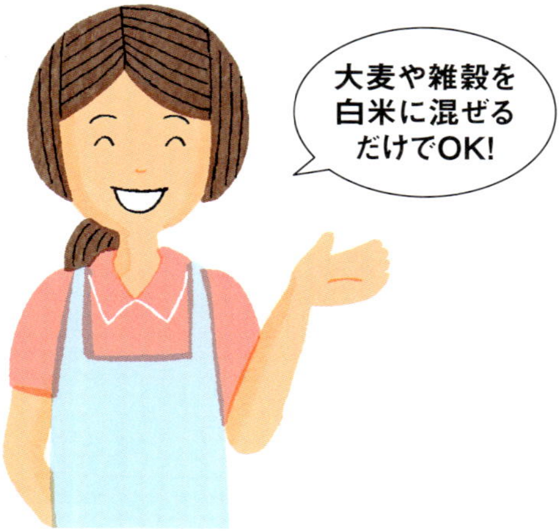

腸内の悪玉菌が腸のストレスに 発酵食品で腸内の善玉菌を増やす

腸内の悪玉菌が増えると腸は知覚過敏に！

過敏性腸症候群

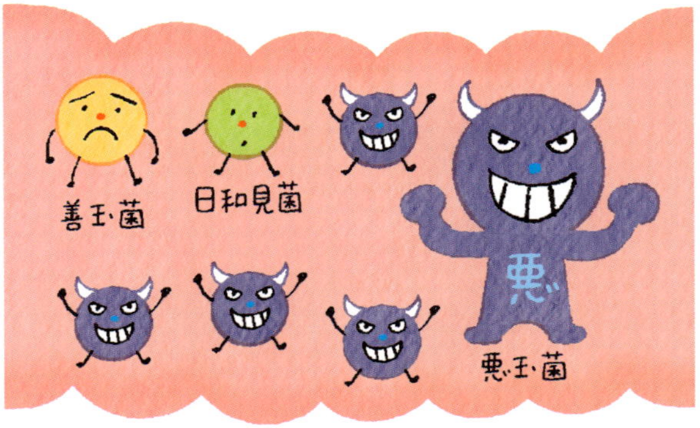

腸内細菌の中で悪玉菌は約１割。日和見菌は全体の約７割ですが、悪玉菌が優勢になると悪玉菌に変わり、腸内細菌バランスが乱れます。こうなると腸が過敏になり、症状を感じやすくなったり、悪化したりします。

正常

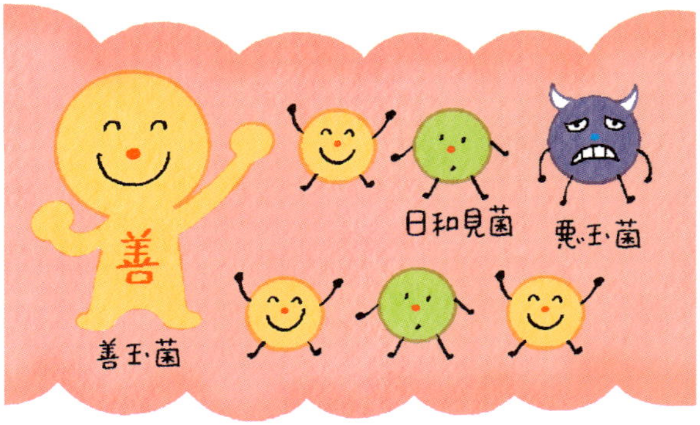

正常な腸の場合、善玉菌は腸内細菌全体の約２割を占めます。悪玉菌が増える理由は加齢のほか食物繊維の摂取不足などさまざま。善玉菌が増えれば、日和見菌は善玉菌に変化し、腸内環境が整います。

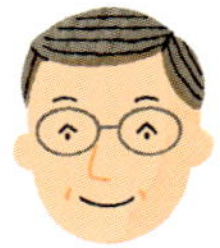

腸内環境が乱れると腸が過敏になり症状が悪化

食物繊維の摂取に加え、腸内環境を整えることも過敏性腸症候群の症状の緩和につながることがわかってきました。腸内環境とは、大腸内に生育している細菌の構成バランスのこと。健康な場合、腸内には一定の割合で、善玉菌、日和見《ひよりみ》菌、悪玉菌がそれぞれ共存しています。しかし、悪玉菌が優勢になると、日和見菌が悪玉菌に変わるなどしてそのバランスが崩れます。

こうなると、腸が過敏になって腹痛などの腹部不快感を感じやすくなり、過敏性腸症候群の症状を悪化させるのみならず、下痢や便秘が起こりやすくなります。ですから、善玉菌を増やして腸内環境を整えることが大切です。

取り入れたい発酵食品

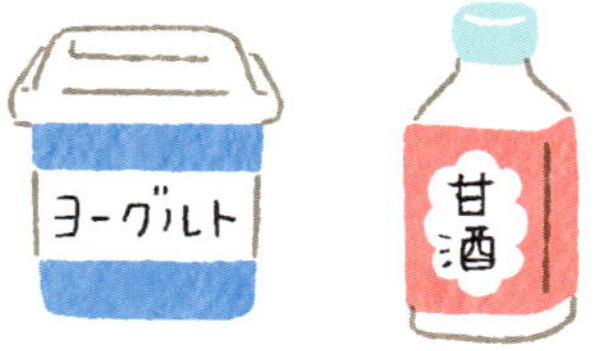

ヨーグルト

善玉菌であるビフィズス菌などの乳酸菌が含まれます。乳糖不耐症の人はとりすぎに注意。

甘酒

米麹から造られる甘酒はノンアルコールで、飲む点滴と呼ばれるほど栄養豊富。ビタミン、食物繊維、オリゴ糖などを含みます。

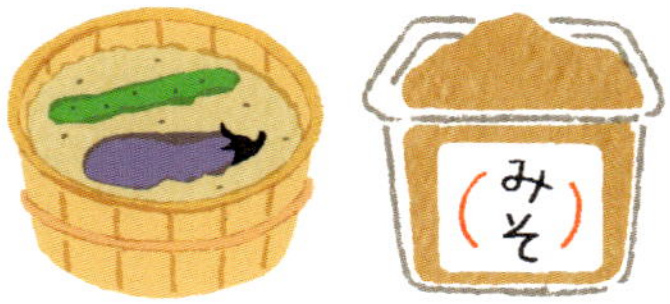

ぬか漬け

ぬか漬けには、植物性乳酸菌が含まれます。熱や酸に強く、腸まで生き抜く強さがあります。

みそ

大豆、米、麦などの穀物に塩と麹を加え、発酵させて造ったもの。

ヨーグルトや甘酒を活用 オリゴ糖も善玉菌のえさに

腸内の善玉菌を増やすには、ヨーグルト、甘酒、ぬか漬けなどの発酵食品を上手に取り入れましょう。キムチも発酵食品ですが、香辛料が胃腸の刺激になるので、症状が出ている間は避けるようにします。

また、オリゴ糖は腸内の善玉菌のえさになり、腸内環境を整えるサポート役です。オリゴ糖ははちみつ、玉ねぎ、大豆などに含まれています。

また、食物繊維は腸内の腐敗物を吸収し、善玉菌の働きを高めます。つまり食物繊維が少ない食事は悪玉菌を増殖させるので、しっかり摂取することが肝心です。

オリゴ糖を取り入れよう

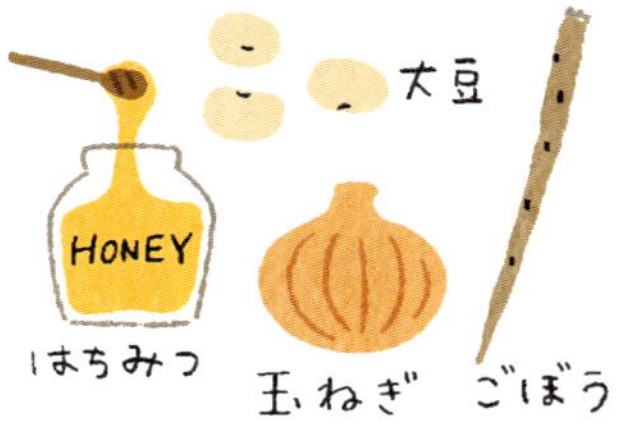

オリゴ糖にはいくつか種類があり、はちみつ、大豆、玉ねぎやごぼうなどにも含まれます。

控えめにしたい食品

過敏性腸症候群の人の中には、お腹を冷やさないようにすると症状が起こりにくくなる人もいます。また胃腸にとって刺激となる物はなるべく控えめに。冷たい物は避け、温かい物をとるようにしてください。

冷たい飲み物やビール、炭酸系のアルコールは胃腸にとっては刺激になります。香辛料やコーヒーや紅茶、栄養ドリンクに含まれるカフェインはとりすぎに気をつけたいものです。

冷たい飲み物

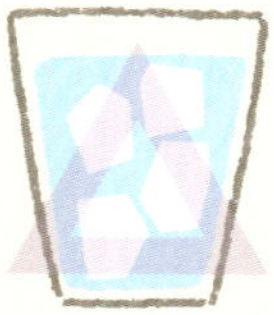

香辛料

アルコール

カフェイン

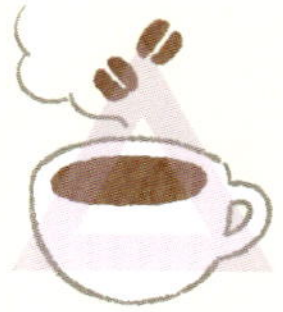

食事の実践 4

どのように食べるかも大切
食事の回数や量に気をつけて

食事のリズムが腸の運動のリズムを作る

腸の運動機能がうまく働くためには、何を食べるかと合わせてどのように食事をとるかということも大切です。

現在、朝食の欠食などが問題となっています。健康な人でも食事のリズムが乱れると、腸の運動や排便のリズムも乱れ、便秘や下痢につながります。過敏性腸症候群の場合、腸がさらに敏感になっているので、便通異常や腹部不快感などにつながりやすいのです。ですから、まずは1日3食、規則正しく食事をとることが肝心です。

暴飲暴食のほか、まとめ食いや好きなものだけを食べるのは、胃腸へ負担をかけ、腸の運動に悪影響を及ぼします。また、早食いも同様です。食べる量や食べるスピードに気を配ることは、胃腸をいたわることになります。

ゆとりを持って食事をすることで、生活そのもののリズムが整いやすくなります。

食事の時間は一定に

1日3食しっかりとり、食事の時間もなるべく一定に。便意がくるかもと、朝食を抜く人もいますが、朝食をとることで排便リズムが整う可能性は大。また、夜遅い時間に食事をとるのは胃腸に負担をかけるので控えて。

適量を食べる

食事を抜いてしまうと腸内ががらっぽになり、腸が蠕動運動をはじめにくくなります。食事は定期的に適量食べる必要があるのです。とはいえ、左のような食べ方はＮＧです。栄養バランスのよい食事を心がけて。

食事中はリラックスして

短くても食事時間はしっかり確保して、ゆっくり噛んで食べるようにしましょう。また食事をとるときは誰かと一緒に。ひとりでとるよりも、家族みんなで食卓を囲むほうが消化が促されストレス軽減につながるといわれます。

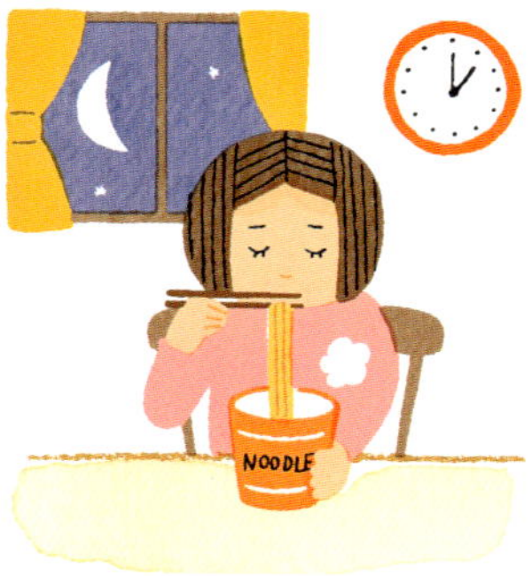

夜遅くに
食べるのはNG

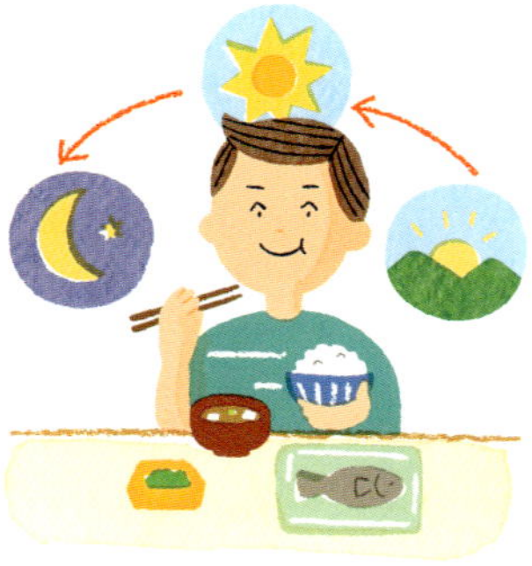

食事は1日3食
決まった時間に

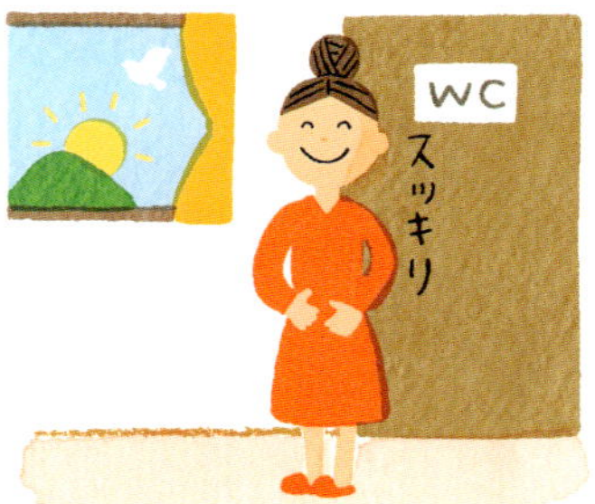

朝食は抜かず、
トイレタイムをとる

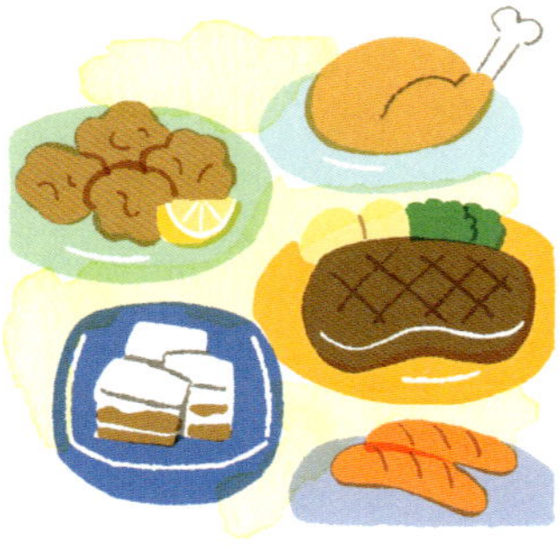

好きなものだけ食べては
栄養が偏る

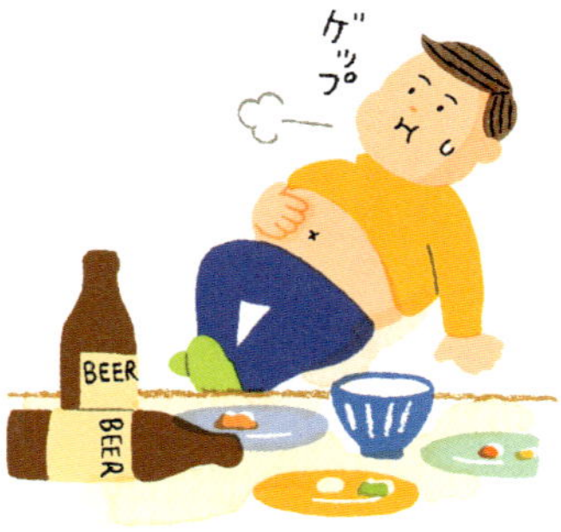

食べすぎ、飲みすぎは
胃腸の負担

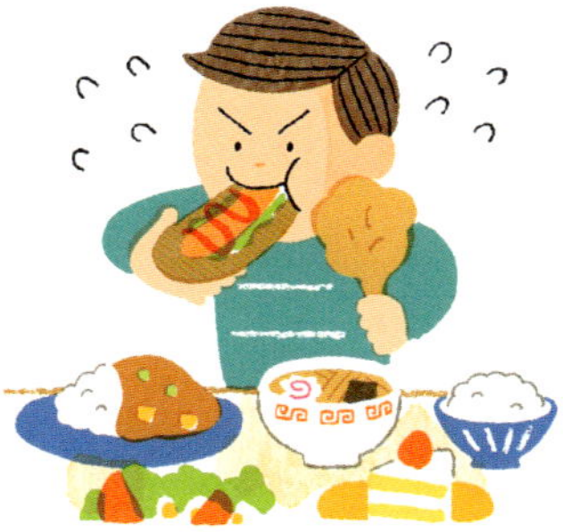

早食い、
まとめ食いはNG

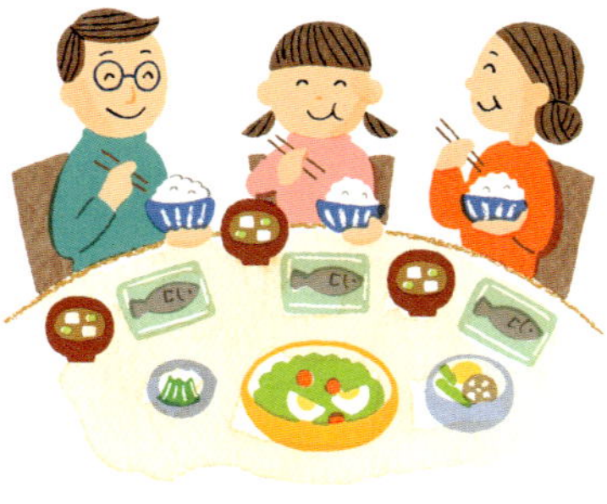

誰かと一緒に
食事をする

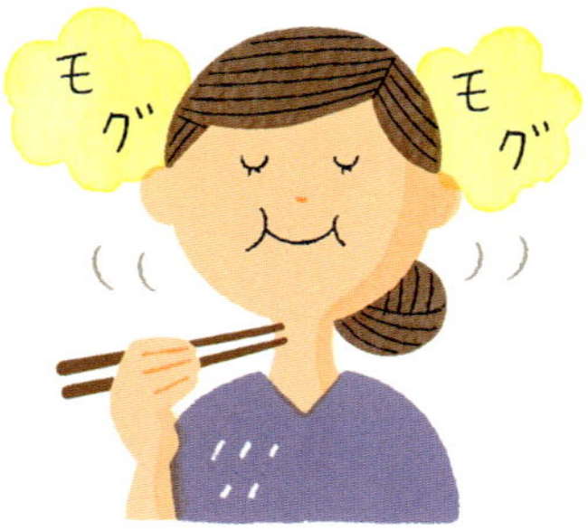

よく噛んで
食べる

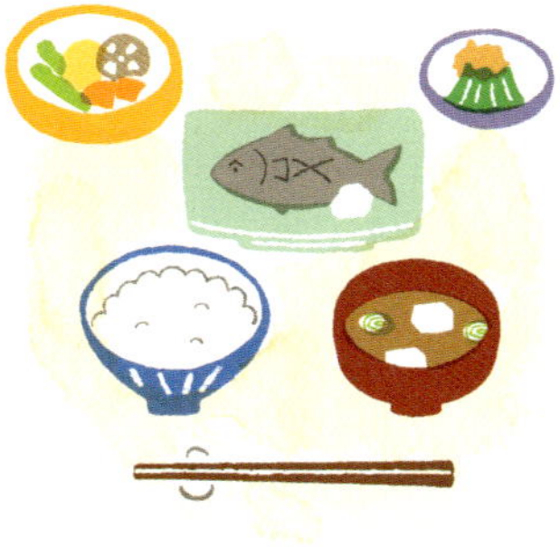

栄養バランス
よくとる

過敏性腸症候群

先生教えて!

なんでも Q&A

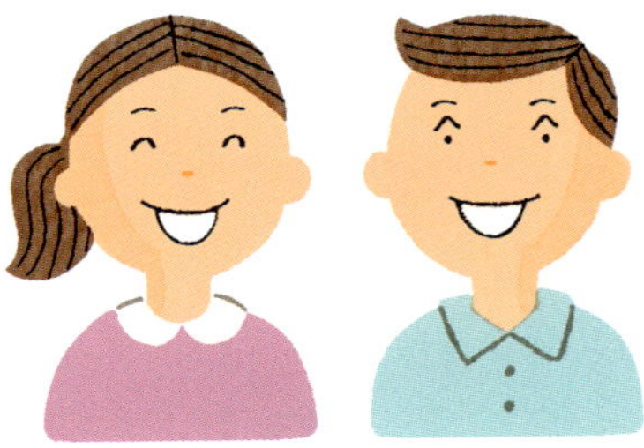

過敏性腸症候群の患者さんが抱きがちな疑問や不安にお答えします。

Q 過敏性腸症候群から潰瘍やがんになることはありますか?

A 過敏性腸症候群だと診断されている場合、過敏性腸症候群が原因で潰瘍やがんになるということはありません。生活習慣病やがんなどの病気にかかるリスクは加齢に伴い高まります。過敏性腸症候群だからこうした病気のリスクが高まるということもありません。過敏性腸症候群の症状に似た病気に、潰瘍性大腸炎などがあります。症状が心配であれば、過敏性腸症候群以外の病気が隠れていないか検査することも必要です。

Q 市販の便秘薬や下痢止めでなんとかしのげています。病院に行かなくてもいいですか?

A 過敏性腸症候群の人であっても病院で受診していないケースは多くあります。市販薬をのむことで症状が抑えられ日常生活に支障がなければ、必ずしも病院に行く必要はありません。ただし、便秘薬や下痢止めは適切な量をとることが前提となります。

中には過敏性腸症候群だろうと推測のもとで市販薬を使用している場合も。便秘や下痢といった症状が別の病気の兆候である場合もあるので、一度受診して診断を確定するのが理想的です。

Q どのくらいの期間、通院しないといけないのでしょうか?

A 通院期間には個人差があります。患者さんには検便と血液検査、内視鏡検査などを行い、過敏性腸症候群以外の病気が隠れていないかをチェックし、過敏性腸症候群の場合は症状がなぜ起こるかについて説明します。また、私の病院では過敏性腸症候群は感受性がいい人がなるものだと伝え、プラス思考になれるように励ますようにしています。すると、話をするだけで安心し、一回の受診で済んでしまう方も。また、症状が緩和されても、長期間、定期的に通ってくる方もいます。

Q 完治しますか?

A 患者さんにはいつも「完治を目指す必要はありません」と言っています。症状があってもパニックにならず、そこそこ生活ができればいいんです。2~3ページの「この本はこんな人におすすめです」でも触れましたが、「75点主義」が肝心です。こうした発想の転換によって気持ちが楽になることで、症状と上手につき合えるようになるのです。完治しないと日常生活ができないと思い込むことのほうが怖いこと。これはかえって精神的なストレスとなり、症状を重くしてしまうことにもなるのです。

Q 一度おさまった症状が、再び頻繁に出るようになったらどうすればいいですか?

A 一度おさまった症状が悪くなることはあります。でもこれは自然のこと。お天気と同じで、晴れの日もあれば雨の日もあります。毎日晴れさせようと思うのではなく、豪雨や台風にならないよう、症状をコントロールできればよいのです。症状が起きてもパニックにならないようにすることが肝心です。

症状が出るのは自律神経の乱れが原因です。ですから、自律神経のバランスを整える生活を送ることが症状緩和につながります。まず、起床時間や就寝時間を決めて規則的な生活習慣を心がけてください。また、食物繊維を意識的に食事に取り入れることも大切です。さらに、汗ばむ程度の運動や散歩を取り入れましょう。

Q 薬をのまずに治せますか?

A 基本的には、過敏性腸症候群は薬で治療する疾患ではありません。ですから、薬をのまなくても症状をコントロールすることは可能です。治療法としては、生活習慣、食生活、運動で症状をコントロールするのが理想です。

それが軌道にのりにくいときは一時的に薬に手助けしてもらい、早く軌道にのせるようにします。

もちろん、早く症状をコントロールしたいという患者さんのニーズがあれば、投薬治療をファーストチョイスにすることもあります。

Q 症状がひどくなるとうつになることもあると聞きましたが……

A 過敏性腸症候群の症状がひどくなると、うつ症状に悩まされることもあります。その割合は過敏性腸症候群全体の3分の1。心理療法も治療として有効なため、心療内科で治療を行う患者さんもいます。

過敏性腸症候群とうつが関係するのは、脳腸相関(10ページ参照)があるからです。

脳と腸は自律神経でつながっています。ストレスが発端となり脳腸相関が悪循環に陥ると、緊張や不安が大きくなります。同時に症状も悪化、気持ちも落ち込みやすくなり、うつにつながってしまうのです。

過敏性腸症候群
なんでもQ&A

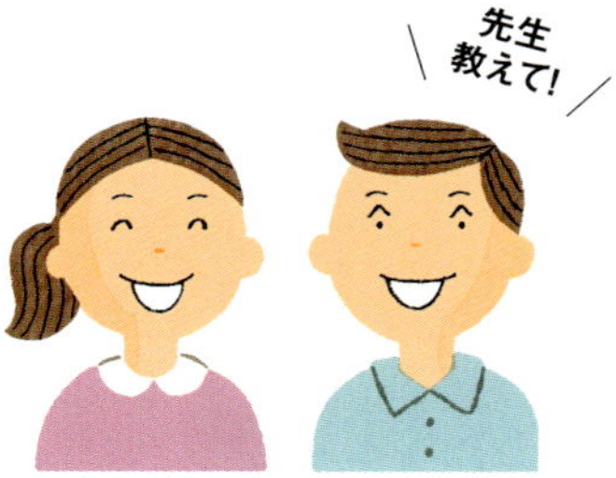

Q 食事療法に取り組まねばと思うと逆にストレスに感じます……

A 健康的でバランスのよい食事は、過敏性腸症候群を治すだけでなく、ほかの病気の予防にもつながり、活力の源にもなります。食事をストレスと感じないようにするには、楽しくおいしく食べること。急がば回れの気持ちで取り組むことが大切です。過敏性腸症候群の場合、下痢型の人には乳糖を含む冷たい牛乳を避けるようにすすめることもありますが、基本的には食べてはいけないものはありません。

Q ストレス解消にお酒を飲んでしまいますが、ダメですか?

A お酒は飲んでもかまいません。ただし、お酒には下剤の働きがあります。ですから、便秘型の人はアルコールをとると便通がよくなるというケースも。下痢型の人はとった後のことを考慮して控えめにするといいでしょう。アルコールのこうした作用を知った上で飲めば、無用な心配をすることもなくなりますね。

気をつけたいのがビールです。冷えたものをゴクゴクとたくさん飲みがちな上、ホップが腸を刺激して下痢を起こしやすくします。

Q 試験や会議中にきまってトイレに行きたくなります。どう対処したら……

A 普段から規則的な生活習慣を送ることが症状緩和には大切です。しかし、質問のケースのような場合は、いざというときのために、下痢型の人は下痢止めの薬を持参しておくと安心です。私はこれを「レスキューメディケーション」と呼んでいます。効果がある上に、安心が得られるというメリットもあります。

便秘型の場合は、腹痛に襲われることが多くなるので、痛みを抑える薬を持参しておくといいでしょう。

Q お腹のことが気になって、朝ごはんを控えてしまう。どうしたら?

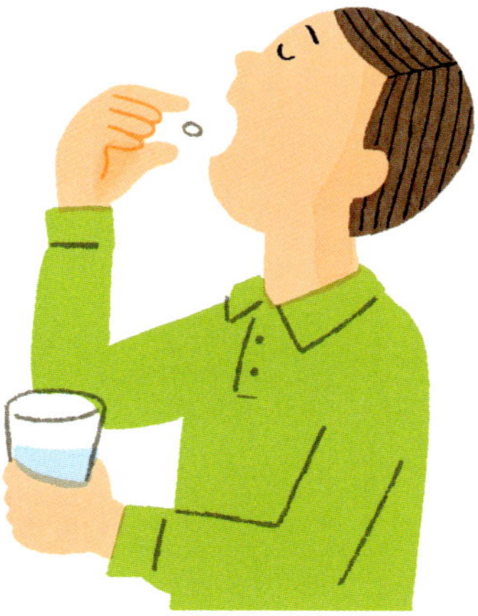

A 食事をとると結腸反射（食事がきっかけとなって起こる腸の運動）が起こりトイレに行きたくなりま

す。下痢の症状が強く、食後に通勤、通学電車に乗るのが不安なら、会社や学校で朝食をとる工夫をしても。

食事を抜くと空腹時間が長くなり、結腸反射が激しく起こり、下痢が起こりやすくなります。食事は抜かず、1日3食きちんととりましょう。

便秘型の人も結腸反射が便意を起こすきっかけになるので、朝食はとったほうがいいでしょう。

Q 子どもの場合、特に注意すべきことはありますか？

A 子どもの過敏性腸症候群も少なくありません。私のクリニックには、5歳くらいから、小学生、中学生までと幅広い年齢の子どもたちが通院しています。子どもの場合、大切なのは親の対応でしょう。病院で検査をしても異常がないことがわかると、「学校に行きたくないから、仮病でお腹が痛いと言っているのではないか」と思うわけです。ですから親には、症状は現実に子どもにあるということを説明し、病気について正しく理解し、納得してもらいます。その上で、何が問題で腹痛が起こるのか、その原因を解明してもらうようにします。同時に、腹痛をあまり深刻にとらえず、子どもには「神経質なんだから」「そんなことくらい我慢しなさい」などの言葉は控えて。子どもに劣等感や不安感を抱かせないように対応し、規則正しい生活をさせるようにしてください。

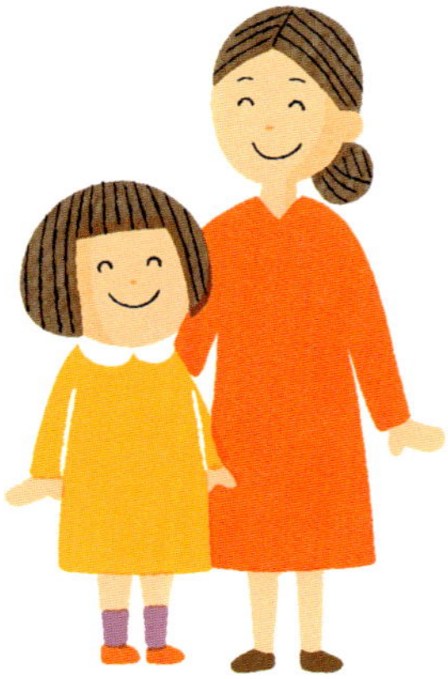

Q 家族や会社に心配をかけたくありません。病気のことを伝えなくてもいいでしょうか？

A なかなか会社に言えず、症状を我慢していることが不安となり、症状を悪化させてしまうことは少なくありません。過敏性腸症候群は症状が便秘や下痢、腹痛などたいしたことがないと誤解をされがちですから、まずは、病気を正しく知ってもらうことが必要です。

Q 家族が過敏性腸症候群と診断されました。どのように接したらいいでしょうか？

A 過敏性腸症候群は感受性がいい人がなる病気です。患者さんにはひとつの才能だとポジティブなとらえ方をするように伝えています。親子で過敏性腸症候群というケースも少なくありません。実は、私自身も、私の子どもたちも過敏性腸症候群ですが、症状があっても生活に支障はありません。

家族に過敏性腸症候群の患者さんがいるときは、「大丈夫？」くらいの言葉がけで、過剰に心配しすぎないことです。特に子どもに過剰な反応を示すと不安感を与え、かえって逆効果に。なぜ過敏性腸症候群が起こるのかわかれば、適切に対処することができます。

Column

食物繊維が不足しないための

外食のメニュー選び

外食が続くとどうしても肉や炭水化物の摂取量が増え、食物繊維が不足しがちになります。主食、主菜、副菜がバランスよく揃う和定食を選ぶようにするといいでしょう。副菜がついていないときは、別オーダーで小鉢などをとるのがおすすめです。

中華料理は野菜を豊富に使ったメニュー選びを。洋食ではサラダバーがあると安心です。

単品ものをとるときは、丼ものよりも、そばやパスタのほうが食物繊維が多くとれます。麺類は、野菜、海藻、きのこ類などが具材にたっぷりと使われているものを選びます。下痢が続いているときなどは消化のよいうどんにするといいでしょう。

コンビニでおにぎりを買ったら、サラダや和え物などの惣菜や具だくさんのスープをプラスする、また、ファストフードも野菜が不足がちなのでサラダを添えるなどの工夫を。

食事はゆっくり、リラックスしてとることも大切です。時間がないときは仕方ありませんが、立ち食いでのランチなどはなるべく避けたいものです。

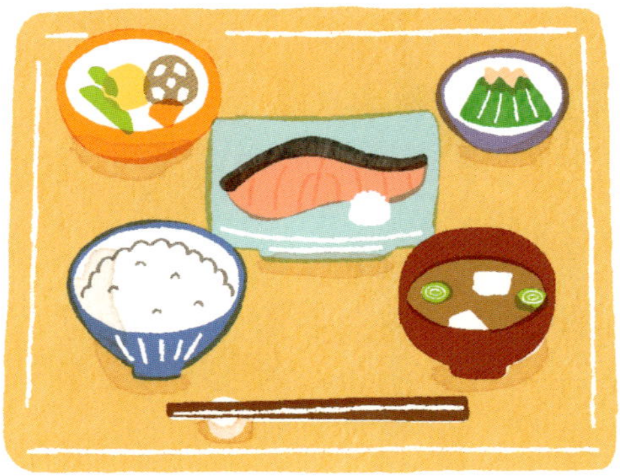

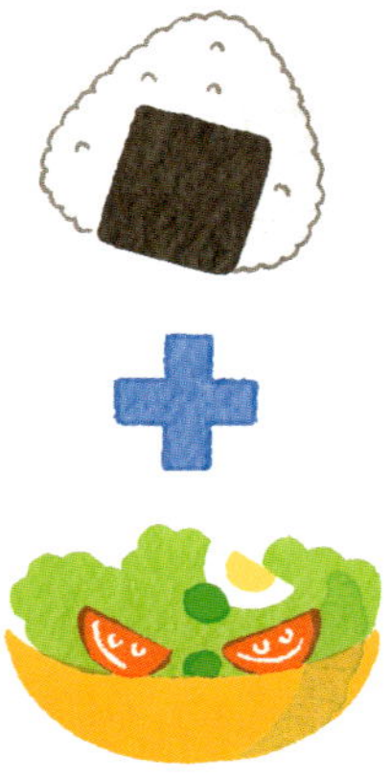

第2章

目標1日20g 食物繊維が豊富な献立

食物繊維を意識してとることは
過敏性腸症候群の症状の緩和につながります。
日本人はもともと食物繊維の摂取が不足ぎみ。
効率よくとれる献立を集めました。

Morning

朝の献立 －ごはん－

主食はしっかりとりたい食物繊維源です。
消化のいいおかゆはお腹にも安心。
発酵食品のみそやオリゴ糖を含むはちみつなど
腸内環境の改善をサポートする食材もプラス!

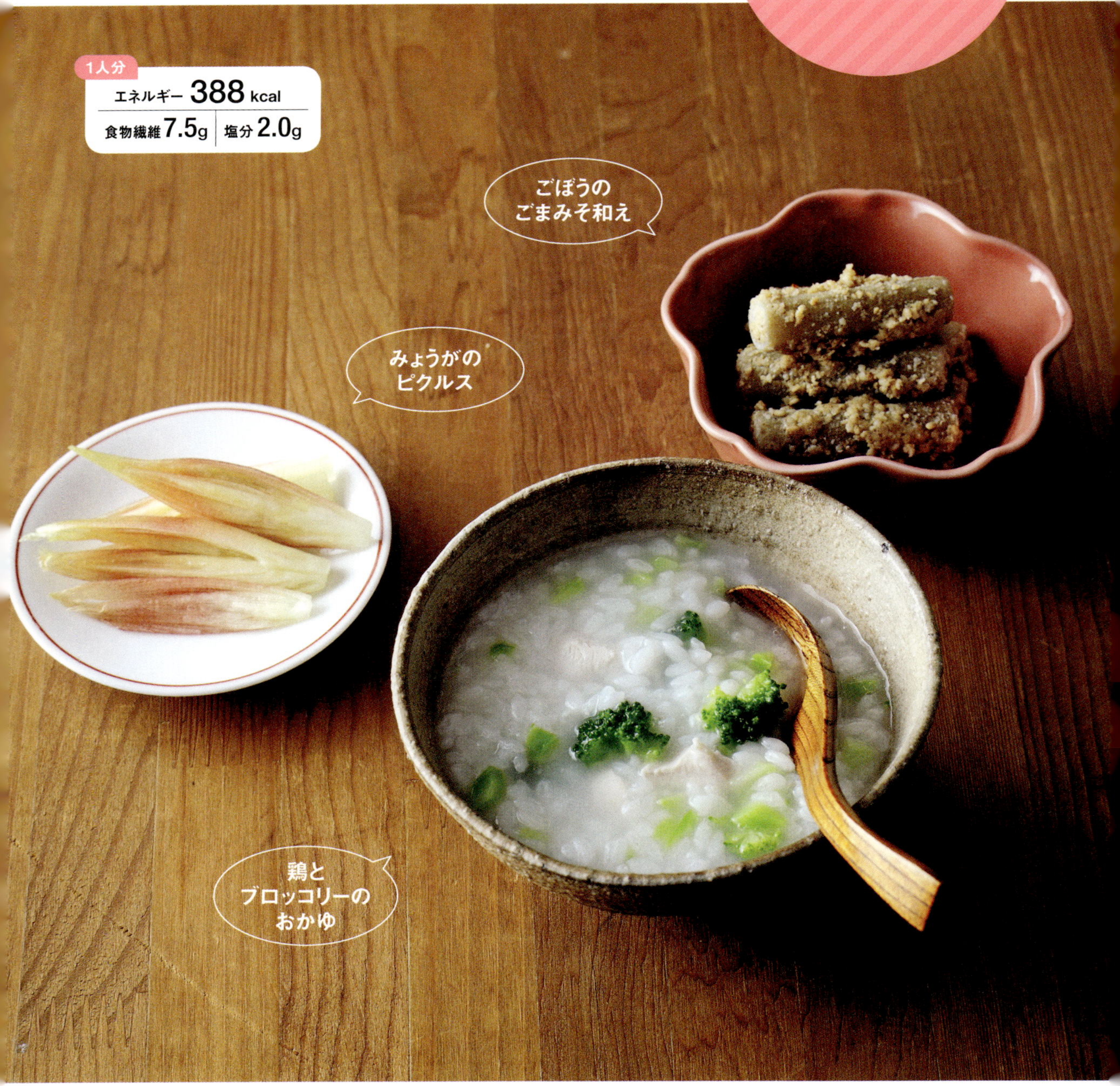
1人分
エネルギー 388 kcal
食物繊維 7.5g
塩分 2.0g
ごぼうの ごまみそ和え
みょうがの ピクルス
鶏と ブロッコリーの おかゆ

脂質の少ない鶏むね肉でたんぱく質もしっかり摂取

ブロッコリーのおかゆ献立

ホッとするような
やさしい味

鶏とブロッコリーのおかゆ

1人分 エネルギー 181kcal
食物繊維 1.5g／塩分 0g

材料（2人分）

米	½合
鶏むね肉	30g
ブロッコリー	4房（60g）

作り方

1 米はといでざるにあげておく。
2 鶏肉とブロッコリーは食べやすい大きさに切る。
3 鍋に1と2、水2と¼カップを入れ、ふたをして中火で15分加熱する。

食物繊維と発酵食品を
一緒に!

ごぼうのごまみそ和え

1人分 エネルギー 172kcal
食物繊維 5.0g／塩分 1.1g

材料（1人分）

	ごぼう	¼本（40g）
A	白すりごま	大さじ2
A	みそ	小さじ1と½
A	はちみつ	小さじ1

作り方

1 ごぼうは食べやすい長さに切ってやわらかくゆで、水けをきる。
2 ボウルにAを混ぜ合わせ、1を加えて和える。

※ポリ袋で作ると便利。

ごま油の風味と
甘ずっぱさが新鮮な味わい

みょうがのピクルス

1人分 エネルギー 35kcal
食物繊維 1.0g／塩分 0.9g

材料（1人分）

	みょうが	2個（20g）
A	すし酢	小さじ2
A	ごま油	小さじ½

作り方

1 みょうがは縦4等分に切る。
2 ボウルに1とAを入れ、手でよくもむ。

※ボウルの代わりにポリ袋で作るとそのまま保存できて便利。

こんな食材にも注目!

はちみつ

はちみつは腸内の善玉菌のえさになるオリゴ糖を含んでおり、腸内環境の改善に有効な食材です。はちみつに含まれるグルコン酸も腸内環境にはプラス。

下痢が強く出ている人には

ブロッコリーの茎はかたいので、花蕾部分のみを使ってもいいでしょう。また、ごぼうは繊維が多いので、やわらかくなるまでしっかりゆでて、めん棒でたたき割ります。

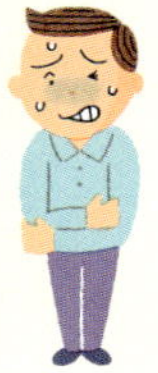

朝食はできればしっかりとりたいもの。
野菜は加熱すると生よりたくさん食べられます。
食物繊維が摂取できるだけでなく、
お腹を冷やさずにすむので◎。

Morning

朝の献立 -パン-

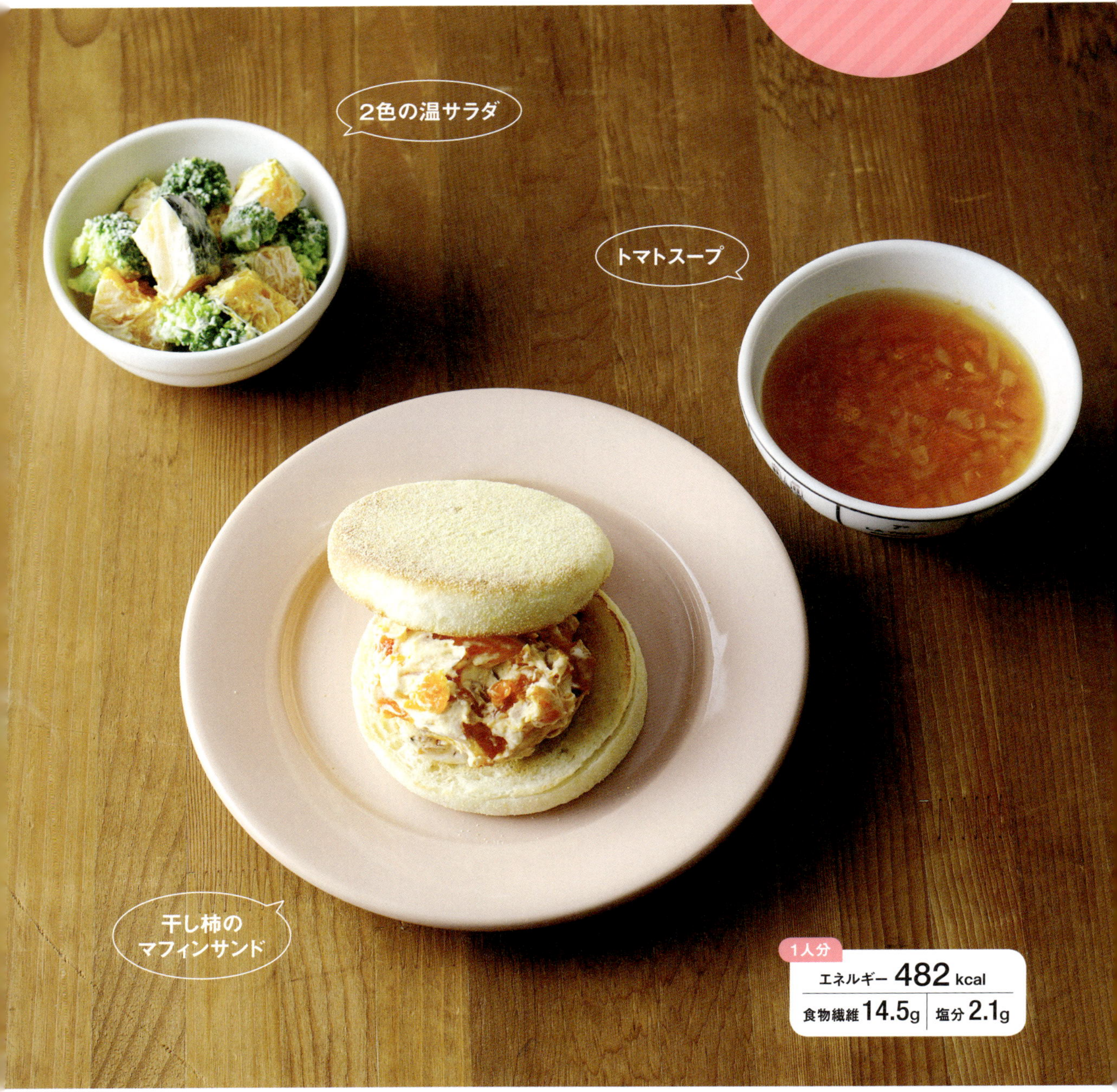
2色の温サラダ
トマトスープ
干し柿のマフィンサンド

1人分

エネルギー 482 kcal

食物繊維 14.5g ｜ 塩分 2.1g

干し柿のディップで食物繊維たっぷりのサンドイッチに

マフィンサンドの献立

ほんのりした柿の甘みが
やさしい味わい

干し柿のマフィンサンド

1人分　エネルギー 305kcal
食物繊維 7.5g／塩分 0.8g

材料（1人分）

イングリッシュマフィン …… 1個
干し柿 …… 1個（100g）
クリームチーズ …… 30g

作り方

1 マフィンは横半分に切り、オーブントースターで焼く。
2 干し柿を粗みじん切りにしてボウルに入れ、クリームチーズを加え混ぜ合わせる。
3 2を1でサンドする。

※ディップは多めにできるので保存食に。３日間は冷蔵保存可能。

ヨーグルトの酸味が
ドレッシング代わり

2色の温サラダ

1人分　エネルギー 110kcal
食物繊維 5.0g／塩分 0g

材料（1人分）

かぼちゃ …… $\frac{1}{10}$個（90g）
ブロッコリー …… 3房（40g）
水きりヨーグルト（下記参照） …… 大さじ1

作り方

1 かぼちゃは食べやすい大きさに切る。ブロッコリーとかぼちゃはそれぞれゆでる。
2 1をボウルに入れ、水きりヨーグルトで和える。

トマトのうま味が
引き立ちます

トマトスープ

1人分　エネルギー 67kcal
食物繊維 2.0g／塩分 1.3g

材料（1人分）

トマト …… 1個（120g）
玉ねぎ …… $\frac{1}{4}$個（50g）
オリーブオイル …… 小さじ$\frac{1}{2}$
コンソメ（顆粒） …… 小さじ1

作り方

1 トマトと玉ねぎは5mm角に切る。
2 鍋にオリーブオイルを熱し、1を炒める。しんなりしたら水1と$\frac{1}{4}$カップを注ぎ、沸騰したらコンソメを加えて混ぜる。

水きりヨーグルトの作り方

ボウルの上にキッチンペーパーを敷いたざるを重ね、ヨーグルトを入れて冷蔵庫で半日ほどおくと、500ｇのヨーグルトは約半量になる。水きりをする時間によって、仕上がりは異なり、2時間くらいだとやわらかくサワークリーム程度、半日だとクリームチーズくらいのかたさになるのでお好みで。水きりヨーグルトは、熱湯消毒した保存容器に入れて２日間は冷蔵保存可能。

※ボウルにたまった半透明の水分は、ホエー（乳清）と呼ばれ、カルシウムなどの栄養素があるので捨てずにみそ汁やスープなどに入れて使用する。

下痢が強く出ている人には

消化を助けるためにも、干し柿はより細かく切るように。クリームチーズは脂質も多いので下痢の場合は量を控えめにします。

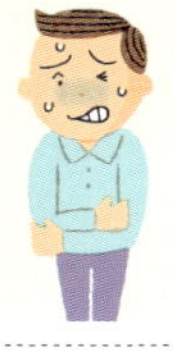

グラノーラも簡単手作りOK!

大麦グラノーラ

朝ごはんにおすすめ
食物繊維たっぷりディッシュ

材料（2人分）

押し麦 …… 100g

A
- ドライフルーツ（ベリー類、レーズンなど好みのもの） …… 合わせて60g
- 白いりごま …… 大さじ1強（10g）
- オリーブオイル …… 大さじ1弱（10g）
- はちみつ …… 大さじ1と½（30g）

牛乳 …… 2カップ

作り方

1 オーブンは140℃に予熱する。

2 天板にオーブンシートを敷き、押し麦を並べて20分焼き、粗熱をとる。

3 ボウルに2を入れ、Aを加えて混ぜ合わせる。

4 2の天板に3を広げ、140℃のオーブンで20分焼き、粗熱をとる。

5 器に盛り、牛乳を注ぐ。

下痢が強く出ている人には

ドライフルーツは不溶性食物繊維が多く、腸の運動を活発にしすぎることもあるので、少なめに。牛乳ではなく、豆乳がおすすめです。

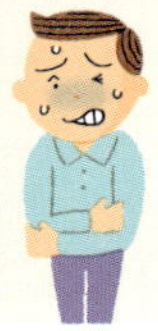

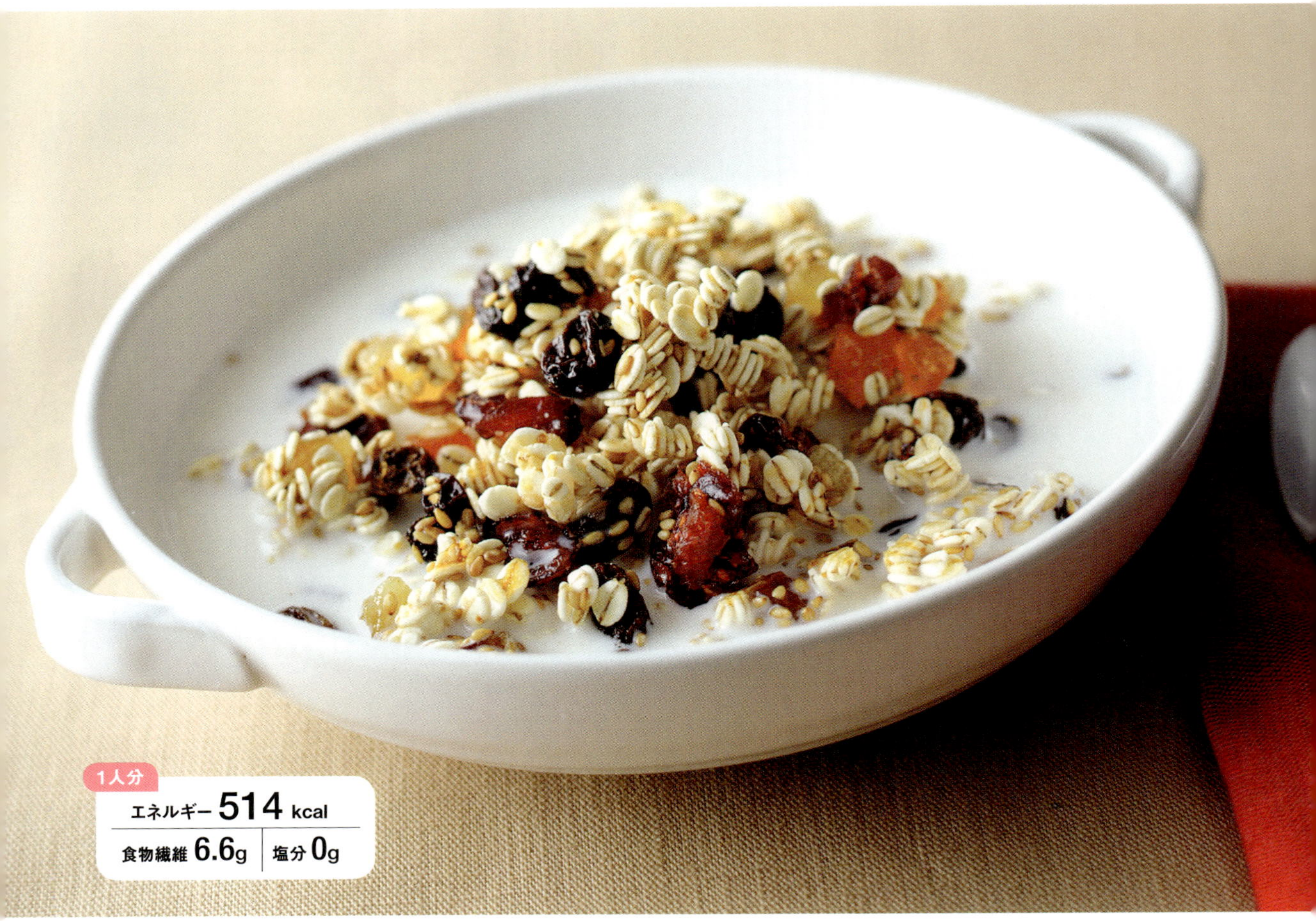

1人分

エネルギー 514 kcal

食物繊維 6.6g　塩分 0g

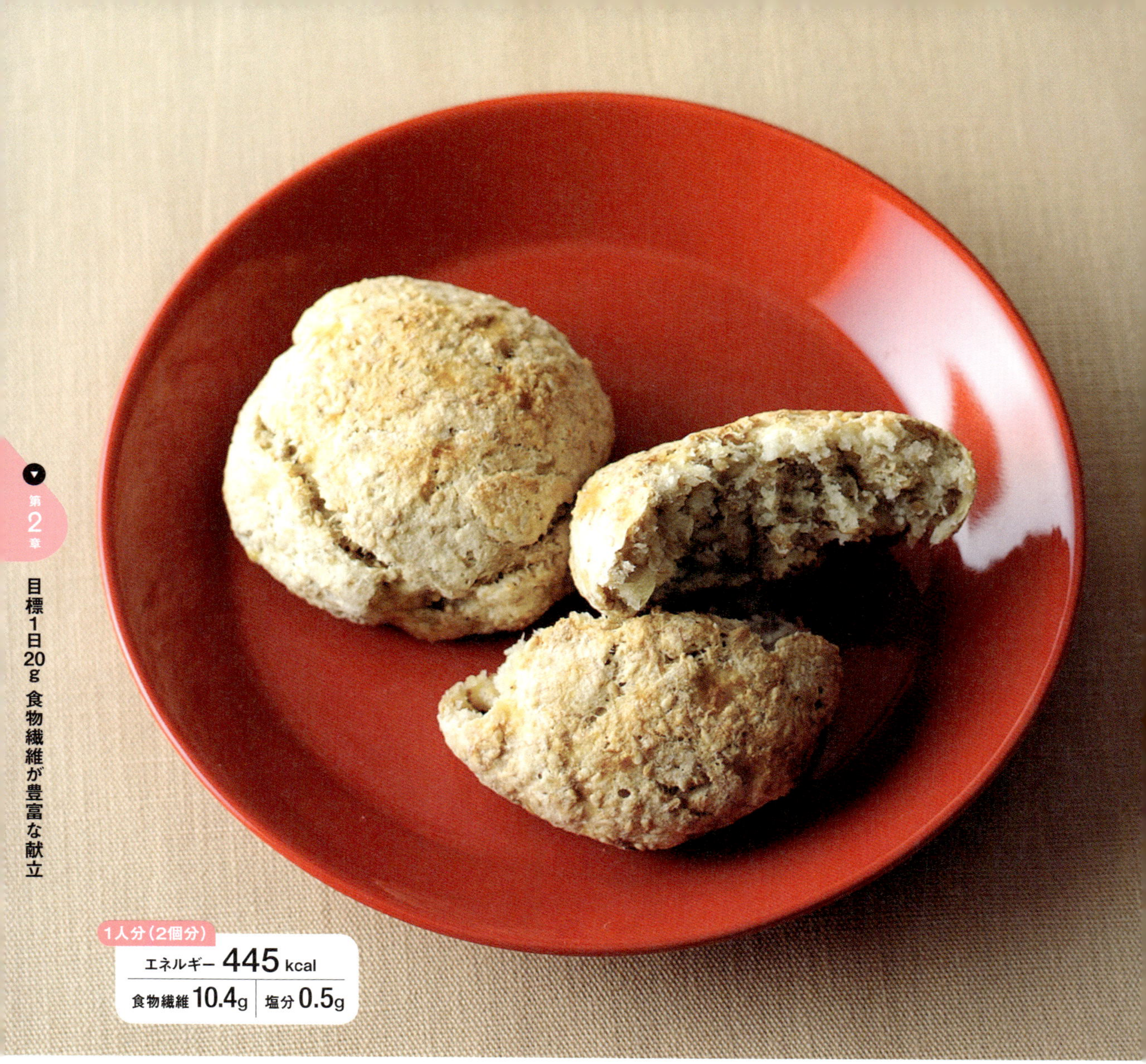

1人分（2個分）

エネルギー 445 kcal

食物繊維 10.4g ｜ 塩分 0.5g

もちっと重量感があります

おからとバナナのスコーン

材料（4個分）

おから（生）	100g
バナナ	2本（200g）
ホットケーキミックス	100g
白いりごま	⅓カップ（40g）

作り方

1 オーブンは180℃に予熱する。

2 バナナは1㎝幅に切る。

3 ボウルに2を入れてフォークでつぶし、その他の材料をすべて加えて混ぜ合わせる。4等分し、平らに丸めて成形し、180℃のオーブンで約25分焼く。

※ボウルの代わりにポリ袋で作ると便利。

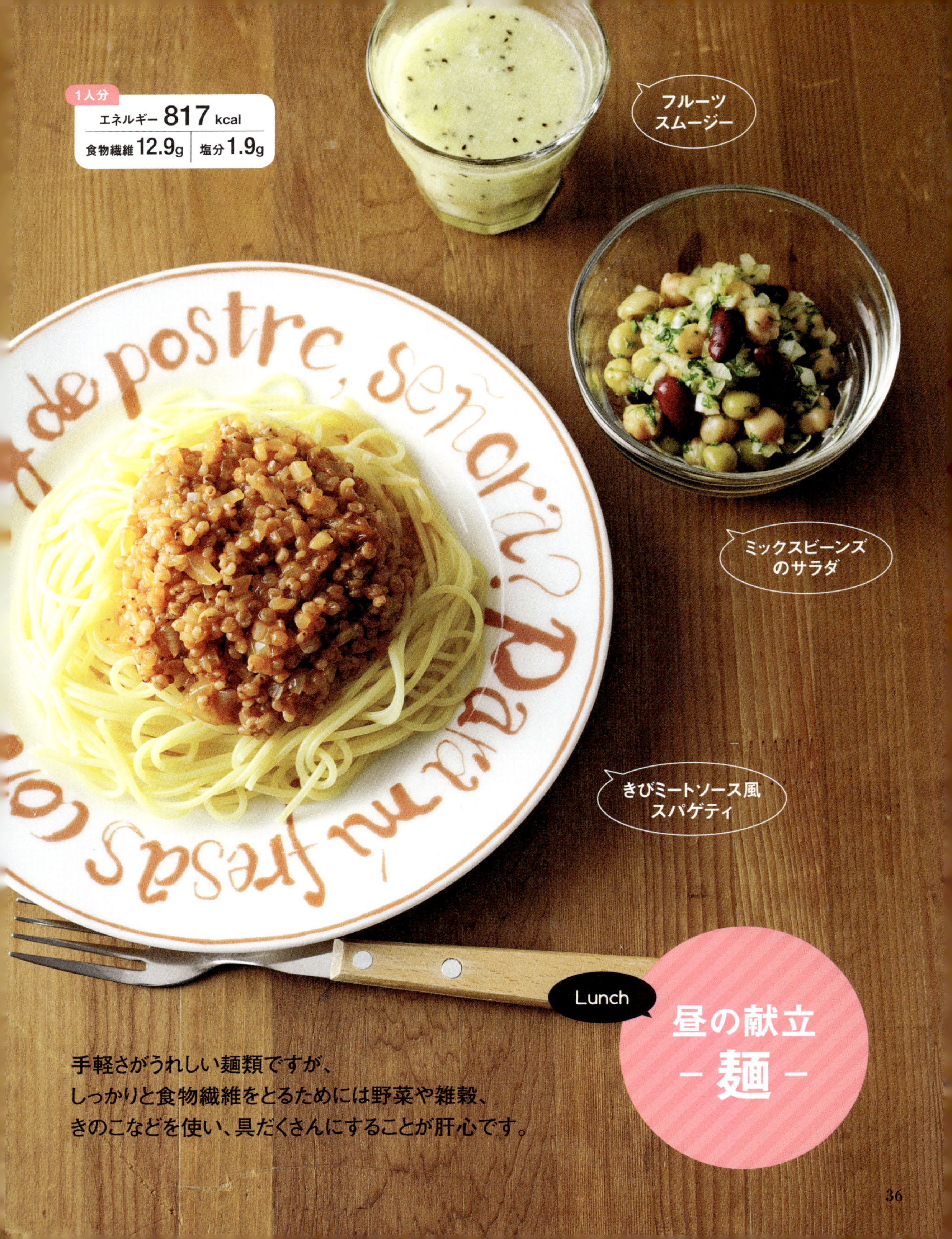
フルーツ
スムージー
ミックスビーンズ
のサラダ
きびミートソース風
スパゲティ

1人分
エネルギー 817 kcal
食物繊維 12.9g ｜ 塩分 1.9g

Lunch

昼の献立
－麺－

手軽さがうれしい麺類ですが、
しっかりと食物繊維をとるためには野菜や雑穀、
きのこなどを使い、具だくさんにすることが肝心です。

雑穀をひき肉の代わりに使いました

きびミートソース風スパゲティの献立

満足感たっぷりの
ベジタリアンパスタ

きびミートソース風スパゲティ

1人分 エネルギー 626kcal
食物繊維 5.2g／塩分 1.0g

材料（1人分）

高きび	50g
玉ねぎ	½個（100g）
スパゲティ	80g
オリーブオイル	小さじ2
A トマトケチャップ	大さじ1と½
A ウスターソース	小さじ1

作り方

1 高きびは水½カップに2時間ほどつけておき、ざるにあげる。玉ねぎはみじん切りにする。
2 スパゲティは表示通りにゆで、器に盛る。
3 フライパンにオリーブオイルと1を入れ炒める。しんなりしたらAを加えて炒め合わせ、2にのせる。

ポン酢が豆や玉ねぎの
甘みを引き立てる

ミックスビーンズのサラダ

1人分 エネルギー 82kcal
食物繊維 4.6g／塩分 0.9g

材料（1人分）

ミックスビーンズ（缶詰）	50g
玉ねぎ	⅛個（25g）
パセリ（みじん切り）	大さじ1
ポン酢しょうゆ	小さじ2

作り方

1 玉ねぎはみじん切りにする。
2 ボウルに1と残りの材料をすべて入れ、混ぜる。

ピリリとしょうがの風味が
アクセント

フルーツスムージー

1人分 エネルギー 109kcal
食物繊維 3.1g／塩分 0g

材料（1人分）

キウイフルーツ	1個（120g）
しょうが	1かけ
りんごジュース	½カップ

作り方

1 キウイは皮をむき、適当な大きさに切る。
2 1と残りの材料をミキサーにかける。

注目の
ちょい足し
食物繊維

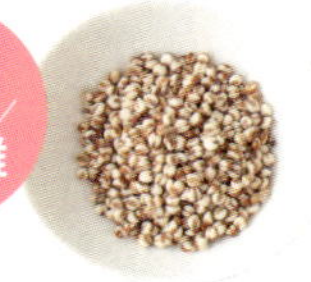

高きび

食物繊維が豊富で、ほかの雑穀に比べ、もっちりとした歯ごたえやコクが特徴です。パスタのソースのほか、餃子の具、ハンバーグ、炒め物や煮物などにも活用できます。

下痢が強く出ている人には

高きびは、ひと晩くらい水につけて、やわらかくしてから使いましょう。ミックスビーンズのサラダは温めて食べるのがおすすめです。

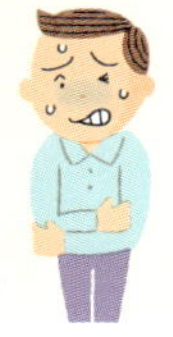

ツルツルとたっぷり食べられます

とろろきのこそば

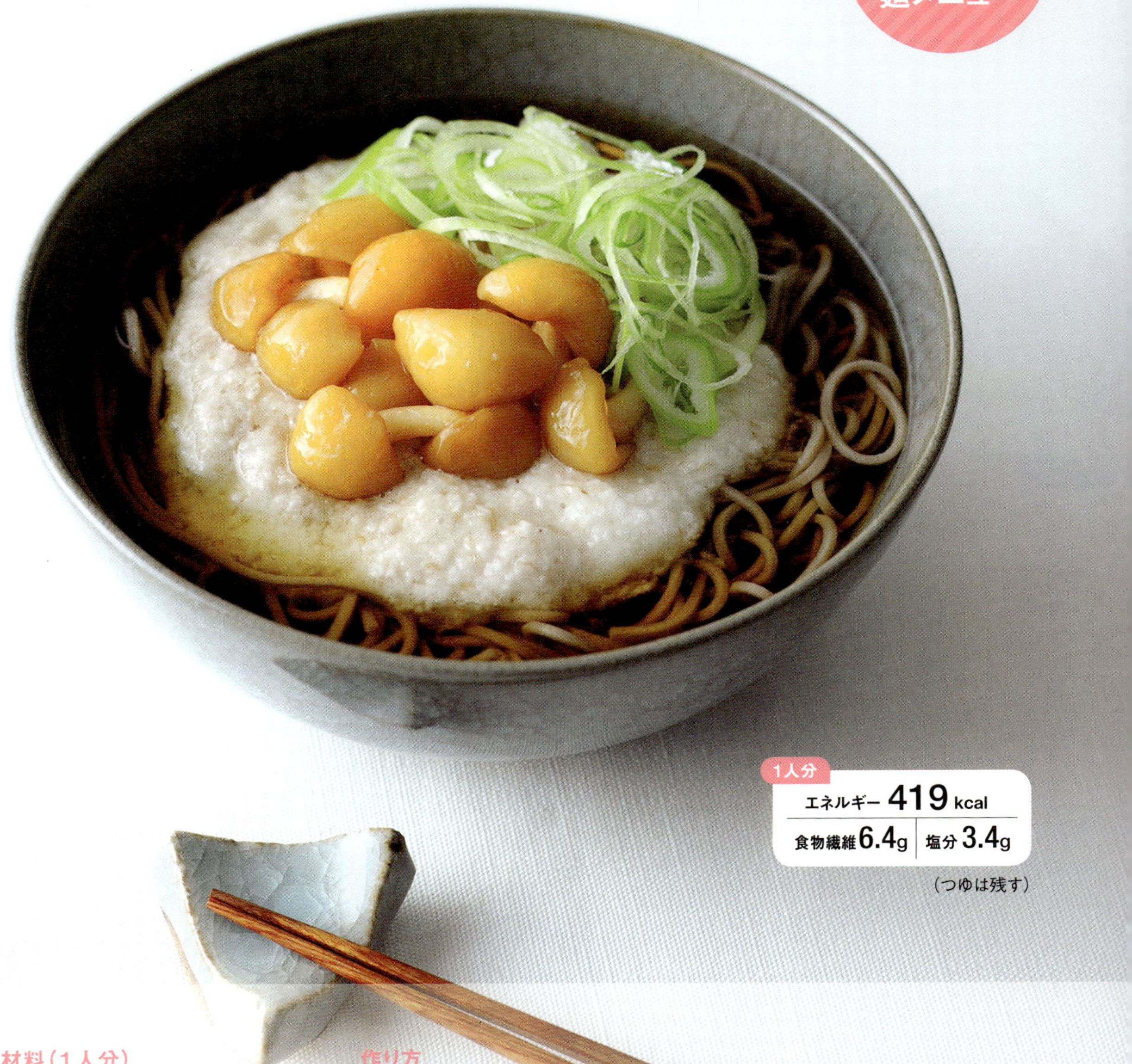

1人分

エネルギー 419 kcal

食物繊維 6.4g　塩分 3.4g

（つゆは残す）

材料（1人分）

そば（生）	1玉（90g）
山いも	100g
なめこ	½袋（40g）
長ねぎ	長さ5cm（10g）
めんつゆ	大さじ2

作り方

1 山いもは火であぶってひげ根を焼き、皮をよく洗ってからすりおろす。

2 なめこはさっと熱湯にくぐらせ、ざるにあげて水けをきる。ねぎは薄い小口切りにする。

3 そばは表示通りにゆで、ざるにあげて流水で洗い、水けをきる。

4 鍋に水1と¼カップを沸かし、めんつゆを加える。

5 器に3を盛り、1と2をのせ、4を注ぎ入れる。

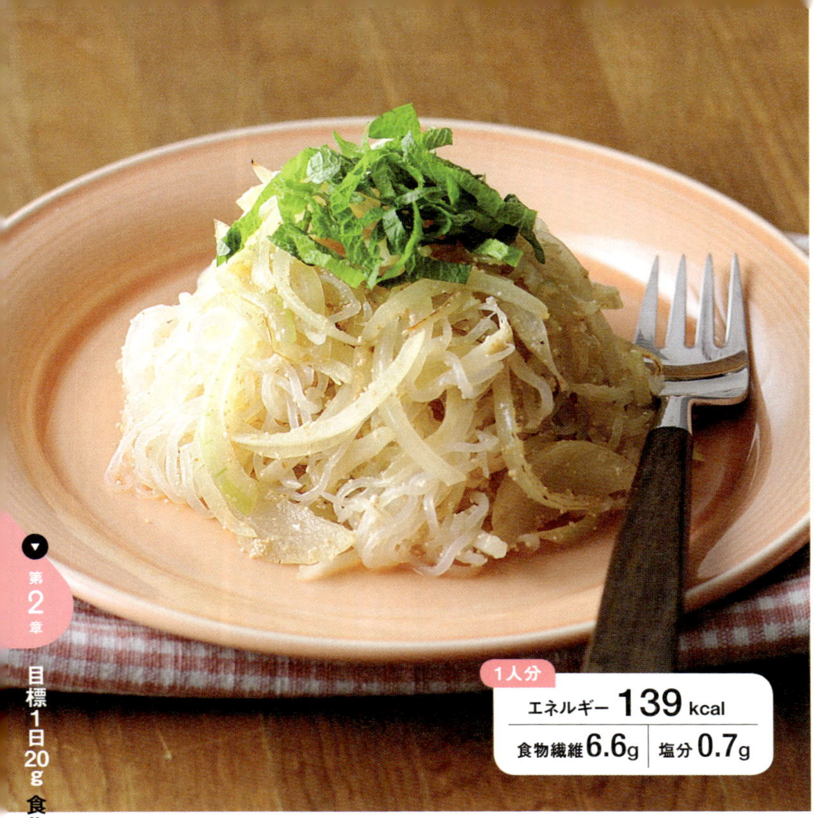

1人分
エネルギー 139 kcal
食物繊維 6.6g 塩分 0.7g

プリッとした歯応えが楽しめます!

しらたきのたらこパスタ

材料(1人分)

しらたき …… 1袋(180g)
玉ねぎ …… 約½個(80g)
たらこ …… ⅙腹(15g)
バター(食塩不使用) …… 10g
青じそ …… 2枚

作り方

1 しらたきは洗ってざるにあげ、水けをきる。玉ねぎは薄切りにする。たらこは薄皮を除く。青じそはせん切りにする。
2 フライパンにしらたきを入れてからいりし、玉ねぎとバターを加えて炒める。玉ねぎが透き通ってきたら、たらこを加え混ぜる。
3 器に盛り、青じそをのせる。

きのこのうま味が凝縮されています

きのこのスープパスタ

材料(1人分)

スパゲティ …… 80g
エリンギ …… 20g
しめじ …… ⅕パック(20g)
まいたけ …… 70g
パセリ(みじん切り) …… 小さじ1
バター(食塩不使用) …… 大さじ1弱(10g)
A コンソメ(顆粒) …… 小さじ1
A 水 …… 1と¼カップ

作り方

1 スパゲティは表示通りにゆでる。
2 きのこ類は石づきを除いてほぐす。
3 フライパンにバターを熱し、2を加えて炒め、しんなりしたらAと1を入れ、ひと煮立ちさせる。
4 器に盛り、パセリを散らす。

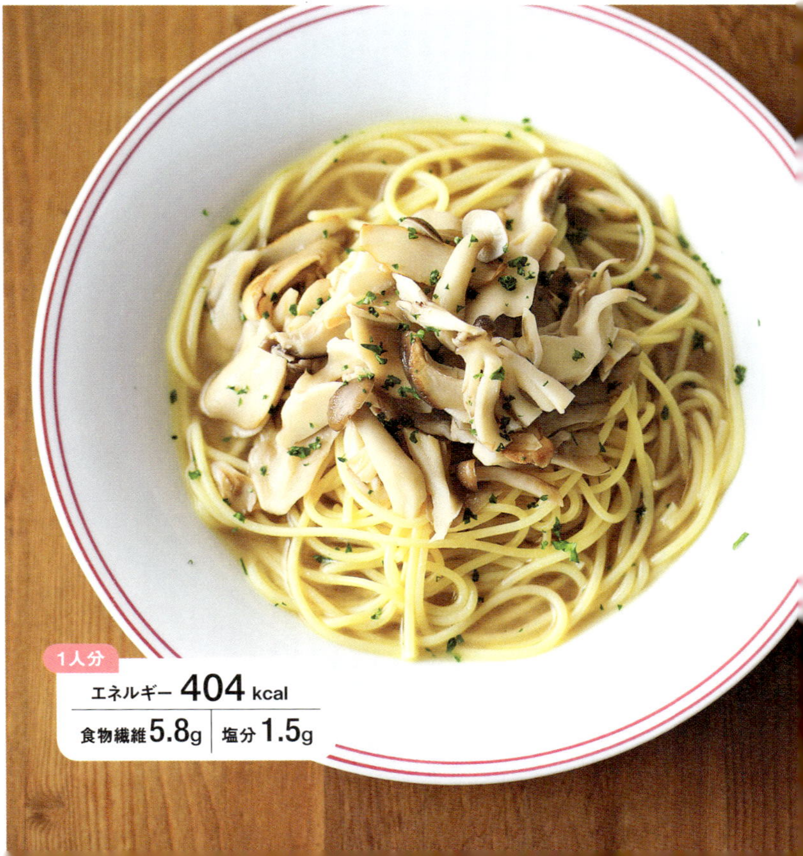

1人分
エネルギー 404 kcal
食物繊維 5.8g 塩分 1.5g

Lunch

昼の献立 －丼もの－

丼ものは手早く作れてランチにぴったり。
精白米ではなく雑穀ごはんにしたり、
具材に野菜を一品プラスすれば
しっかり食物繊維を補給できます!

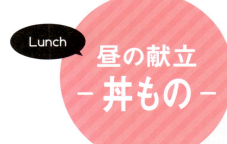

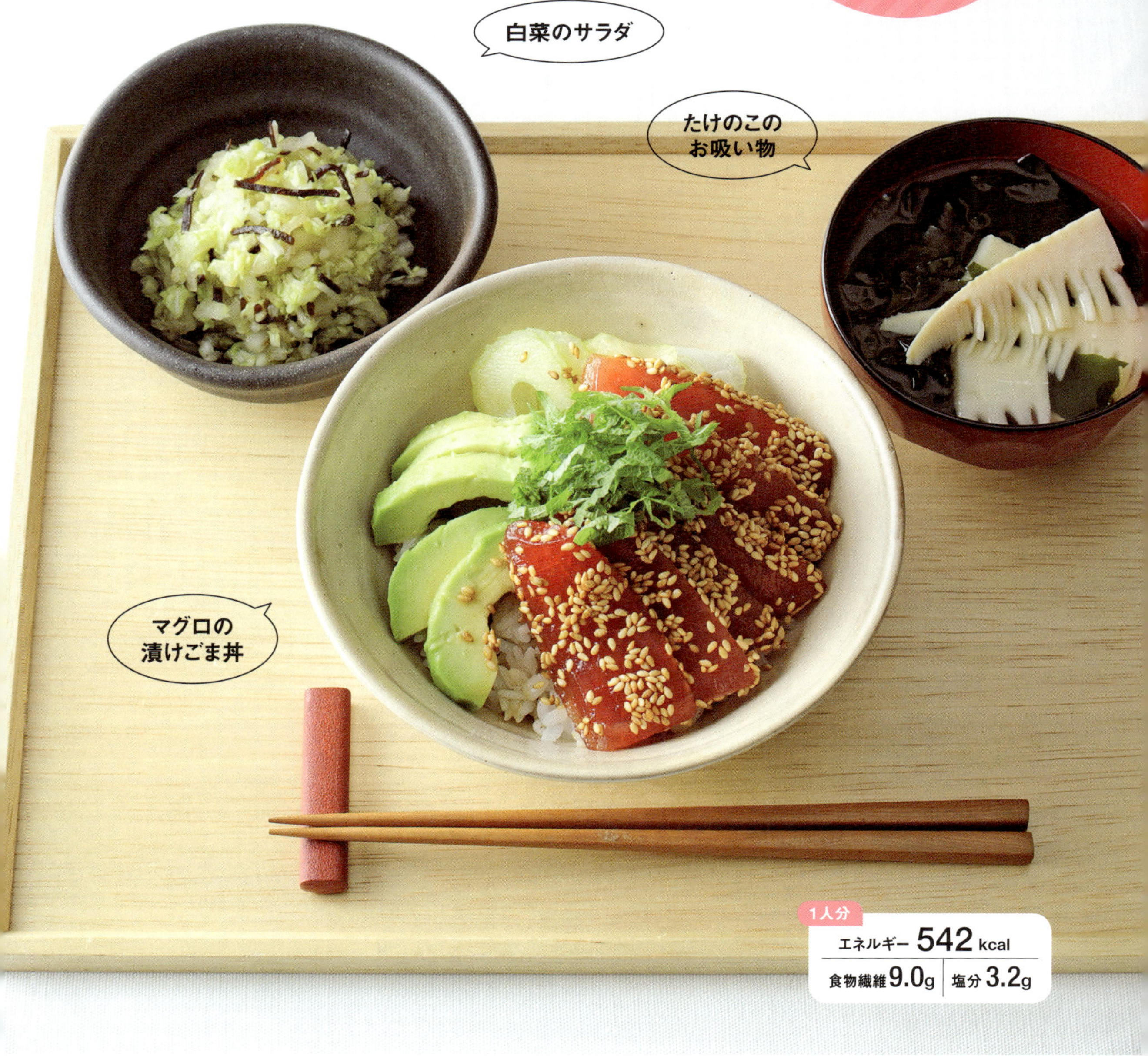

白菜のサラダ
たけのこのお吸い物
マグロの漬けごま丼

1人分

エネルギー 542 kcal

食物繊維 9.0g　塩分 3.2g

副菜や汁物からもしっかり食物繊維がとれる!

マグロの丼の献立

栄養バランス満点の
簡単丼!

マグロの漬けごま丼

1人分 エネルギー 511kcal
食物繊維 5.6g/塩分 1.8g

材料(1人分)

麦ごはん……茶碗1杯分(150g)
マグロ赤身(刺身用)……70g
アボカド……1/6個(30g)
セロリ……1/4本(30g)
青じそ……2枚
白いりごま……大さじ1強(10g)
A しょうゆ……小さじ2
A みりん……小さじ1

作り方

1 ボウルにAを入れ、マグロを10分ほど漬ける。汁けをきり、ごまをまぶす。
2 アボカドは薄切りにする。セロリは繊維を断ち切るように薄切りにする。青じそはせん切りにする。
3 器にごはんを盛り、1と2をのせ、1の漬け汁をアボカドに少しかける。

たけのこも食物繊維が
豊富です

たけのこのお吸い物

1人分 エネルギー 14kcal
食物繊維 1.7g/塩分 0.9g

材料(1人分)

ゆでたけのこ……30g
カットわかめ……2g
白だし(10倍濃縮)……小さじ2

作り方

1 たけのこは食べやすい大きさに切る。わかめは水で戻してざるにあげ、水けをきる。
2 鍋に水1カップとすべての材料を入れ、ひと煮立ちさせる。

一品足りないときにも
すぐ完成!

白菜のサラダ

1人分 エネルギー 17kcal
食物繊維 1.7g/塩分 0.5g

材料(1人分)

白菜……大1枚(100g)
塩昆布……3g

作り方

1 白菜は細切りにする。
2 ボウルに1と塩昆布を入れ、手でよくもみ、水けを絞る。

※ボウルの代わりにポリ袋で作ると便利。

こんな食材にも注目!

アボカド

アボカドは食物繊維が豊富。脂肪を分解する消化酵素のリパーゼを含んでいます。ですから、魚や肉などと一緒にとると脂肪の消化を助けてくれ、腸への負担を軽減します。

便秘が強く出ている人には

ごはんを炊くときや汁物に粉寒天を混ぜると、食物繊維がアップします。また、おろした山いもを丼に最後に添えてもいいでしょう。

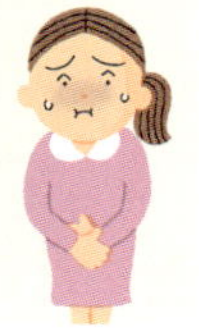

ランチにおすすめ
野菜たっぷり丼

低カロリーで、しっかり食物繊維を補給

きのこ入り親子丼

材料(1人分)

麦ごはん	茶碗1杯分(150g)
鶏むね肉	30g
えのきたけ	⅓袋(35g)
まいたけ	⅖個(20g)
玉ねぎ	¼個(50g)
溶き卵	1個分
サラダ油	小さじ1
みつば(ざく切り)	少量
A めんつゆ(3倍濃縮)	小さじ1
A 水	½カップ

作り方

1 鶏肉は2㎝角に切る。きのこ類は石づきを除いてほぐす。玉ねぎは薄切りにする。

2 フライパンにサラダ油を熱し、1を炒める。鶏肉に火が通ったらAを加え、ひと煮立ちさせる。溶き卵をまわし入れ、ふたをして卵が半熟になるまで煮る。

3 器にごはんを盛り、2をのせてみつばを散らす。

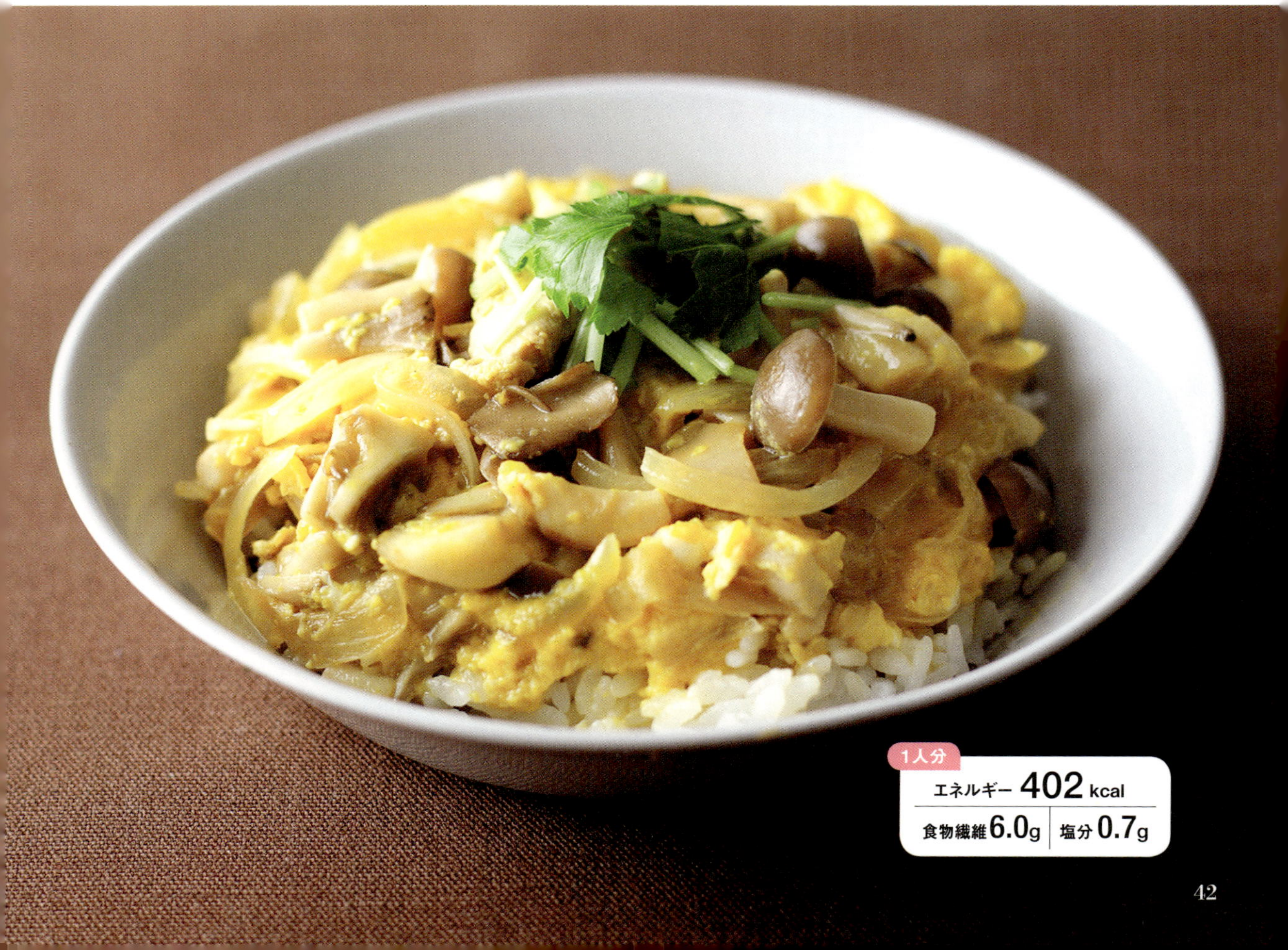

1人分
エネルギー 402 kcal
食物繊維 6.0g | 塩分 0.7g

干ししいたけがうま味と
食物繊維をプラス

そぼろ丼

材料（1人分）

麦ごはん …… 茶碗1杯分（150g）
鶏ひき肉 …… 50g
干ししいたけ …… 4枚
いんげん …… 5本（40g）
A しょうゆ …… 小さじ1
A 砂糖 …… 小さじ1

作り方

1 干ししいたけはぬるま湯で戻し、水けを絞ってみじん切りにする。いんげんは斜め薄切りにする。
2 フライパンでひき肉を炒め、しいたけとAを加えて炒める。ひき肉をフライパンの端に寄せ、あいたところでいんげんを炒める。
3 器にごはんを盛り、2をのせる。

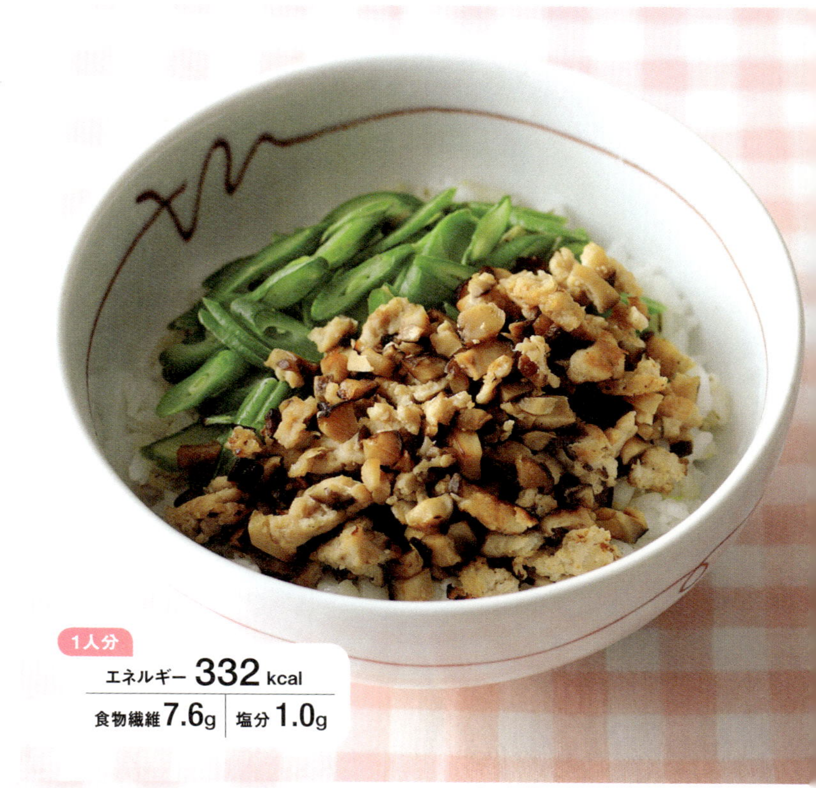

1人分
エネルギー 332 kcal
食物繊維 7.6g ｜ 塩分 1.0g

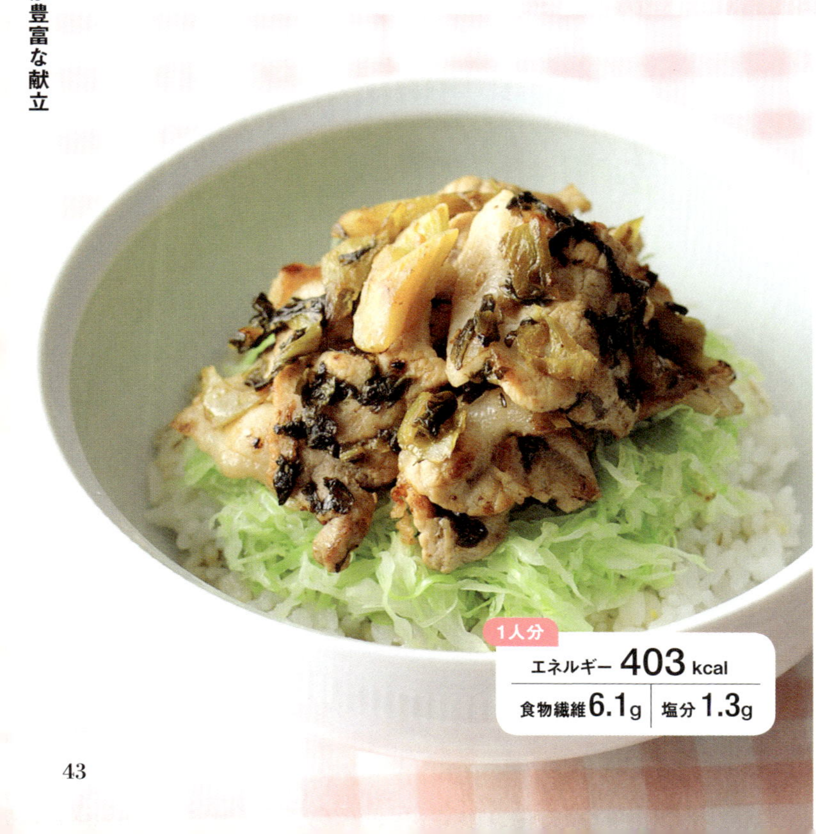

高菜とキャベツが味の決め手です

キャベツたっぷり豚丼

材料（1人分）

麦ごはん …… 茶碗1杯分（150g）
キャベツ …… 1枚（100g）
豚もも薄切り肉 …… 80g
高菜漬け …… 20g
ごま油 …… 小さじ½

作り方

1 キャベツはせん切りにする。豚肉は食べやすい大きさに切る。高菜漬けは粗みじん切りにする。
2 器にごはんを盛る。
3 フライパンにごま油を熱し、キャベツを炒めて2にのせる。
4 3のフライパンに豚肉と高菜漬けを入れて炒め合わせ、3にのせる。

1人分
エネルギー 403 kcal
食物繊維 6.1g ｜ 塩分 1.3g

夜の献立 大豆のおかず

Dinner

大豆や大豆製品を使った主食は
食物繊維がたっぷりとれて、しかもヘルシー。
野菜や海藻を使った汁物も食物繊維の供給源に。

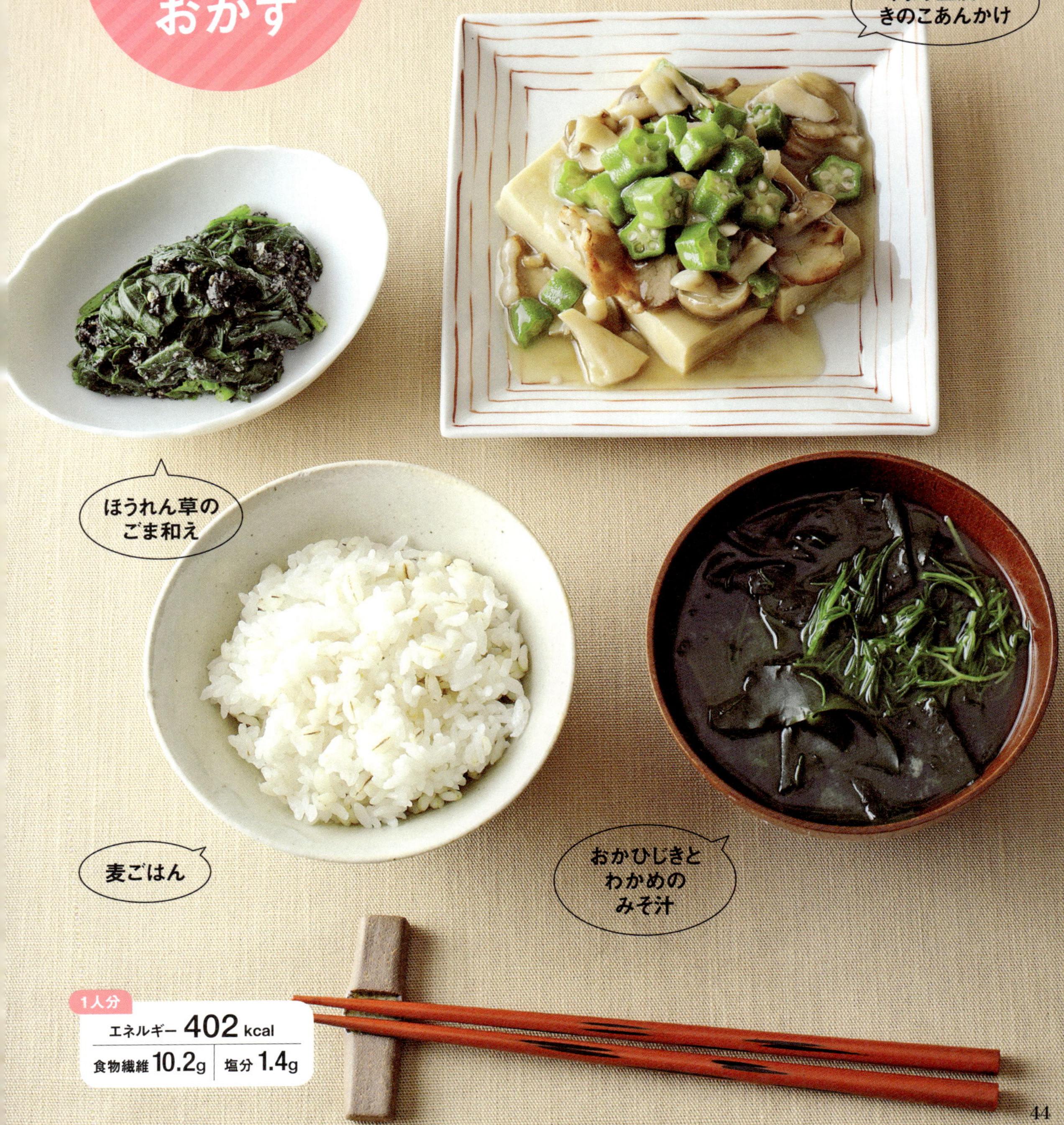
高野豆腐のきのこあんかけ
ほうれん草のごま和え
麦ごはん
おかひじきとわかめのみそ汁

1人分

エネルギー 402 kcal

食物繊維 10.2g | 塩分 1.4g

低カロリーで消化吸収も◎、満足感も申し分なし!

高野豆腐のあんかけの献立

高野豆腐にあんがからみ
食べやすい一品

高野豆腐のきのこあんかけ

1人分 エネルギー 109kcal
食物繊維 3.0g／塩分 1.0g

材料（1人分）

高野豆腐 ……… 1枚（8g）
豚バラ薄切り肉 ……… 1枚（20g）
オクラ ……… 2本（20g）
しめじ ……… ⅕パック（20g）
まいたけ ……… ⅕パック（20g）
めんつゆ（3倍濃縮） ……… 小さじ2
A 片栗粉 ……… 小さじ1
A 水 ……… 小さじ2

作り方

1 高野豆腐は湯で戻して半分に切る。豚肉は食べやすい大きさに切る。オクラは小口切りにする。きのこ類は石づきを除いてほぐす。Aは合わせておく。
2 フライパンを熱し、豚肉をほぐしながら炒める。色が変わったらきのこ類、オクラを加えて炒める。
3 2に高野豆腐と水1カップ、めんつゆを加えて少し煮詰め、よく混ぜたAを加え、とろみをつける。

みそが味のインパクトを
作ります

ほうれん草のごま和え

1人分 エネルギー 59kcal
食物繊維 1.9g／塩分 0.4g

材料（1人分）

ほうれん草 ……… ⅓束（70g）
A 黒すりごま ……… 大さじ1
A はちみつ ……… 小さじ1
A みそ ……… 小さじ1

作り方

1 鍋にたっぷりの湯を沸かし、ほうれん草を根元のほうからゆでる。冷水にとって冷まし、水けを絞り、食べやすい長さに切る。
2 ボウルにAを混ぜ合わせ、1を加えて和える。

※ボウルの代わりにポリ袋を使うと便利。

歯応え充分なので
お腹も大満足です

おかひじきとわかめのみそ汁

1人分 エネルギー 26kcal
食物繊維 2.0g／塩分 0g

材料（1人分）

おかひじき ……… 40g
カットわかめ ……… 2g
だし汁 ……… 1と¼カップ
みそ ……… 小さじ1

作り方

1 おかひじきは食べやすい長さに切る。わかめは水で戻してざるにあげ、水けをきる。
2 鍋にだし汁と1を入れ、火にかける。沸騰したらみそを溶き入れ、火を止める。

麦ごはん

1人分 エネルギー 208kcal／食物繊維 3.3g／塩分 0g

材料（3人分）

米 ……… ½合
押し麦 ……… 100g

作り方

1 米をとぎ、いつも通りに水加減し、押し麦と水1カップを加えて炊く。

Dinner

夜の献立 肉のおかず

肉料理の場合、食物繊維が豊富な野菜を
フィリングやソースで使いましょう。
副菜を添えたり、スープに和の食材を
使うことで食物繊維を上手に摂取。

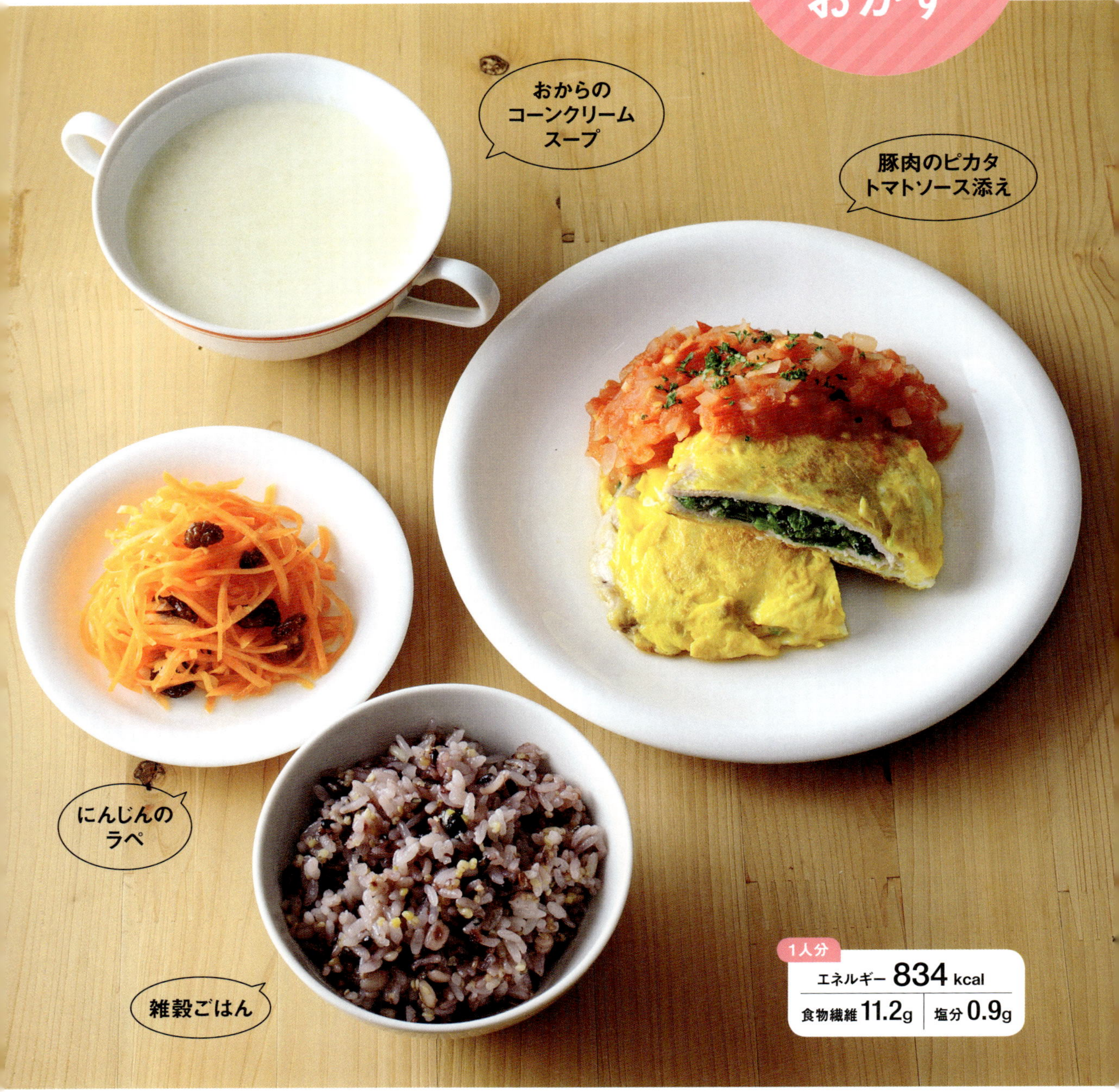
おからのコーンクリームスープ
豚肉のピカタ トマトソース添え
にんじんのラペ
雑穀ごはん

1人分
エネルギー 834 kcal
食物繊維 11.2g ｜ 塩分 0.9g

たっぷり野菜で2種類の食物繊維をバランスよく

豚肉のピカタの献立

野菜のうま味が
調味料になります

豚肉のピカタ トマトソース添え

1人分　エネルギー 366kcal
食物繊維 4.2g／塩分 0.3g

材料（1人分）

豚ロース薄切り肉	2枚（70g）
ほうれん草	¼束
トマト	1個（140g）
玉ねぎ	¼個（50g）
小麦粉	小さじ2
溶き卵	1個分
オリーブオイル	小さじ1
パセリ（みじん切り）	小さじ½

作り方

1 ほうれん草は熱湯でゆで、冷水にとって冷まし、水けを絞って粗みじん切りにする。
2 トマトは5㎜角に切り、玉ねぎはみじん切りにする。
3 豚肉で1をはさみ、小麦粉をつけ溶き卵にくぐらせる。
4 フライパンにオリーブオイルを熱し、3を中弱火で両面焼いて取り出す。
5 4のフライパンに2を入れ、炒めながら煮詰める。
6 4を食べやすく切って器に盛り、5をかけ、パセリを散らす。

しんなりとしたにんじんが
とても食べやすい！

にんじんのラペ

1人分　エネルギー 136kcal
食物繊維 1.9g／塩分 0g

材料（1人分）

	にんじん	40g
A	レーズン	20g
A	オリーブオイル	小さじ1
A	酢	小さじ2
A	はちみつ	小さじ1

作り方

1 にんじんはせん切りにする。
2 ボウルにAを混ぜ合わせ、1を加えて和える。

※ボウルの代わりにポリ袋で作ると便利。

まったりとした口当たりが
やさしい！

おからのコーンクリームスープ

1人分　エネルギー 108kcal
食物繊維 2.9g／塩分 0.6g

材料（1人分）

コーンクリーム（缶詰）	100g
おから（生）	30g
豆乳（成分無調整）	1カップ
みそ	小さじ½

作り方

1 鍋にコーンクリーム、おから、豆乳を入れ、中火にかけて混ぜ、なめらかになったらみそを溶き入れる。

雑穀ごはん

1人分　エネルギー 224kcal
食物繊維 2.2g／塩分 0g

材料（2人分）

米	½合
雑穀ミックス	90g

作り方

1 米をとぎ、雑穀と水180㎖を加えていつも通りに水加減し、炊く。

Dinner

夜の献立 ─ 魚のおかず ─

食卓に多く取り入れたいのが和食です。
魚料理もひと工夫で食物繊維がとれる1品に。
卵焼きにも汁物にも野菜がたっぷり。
腸にもヘルシーで、体もよろこぶメニューです。

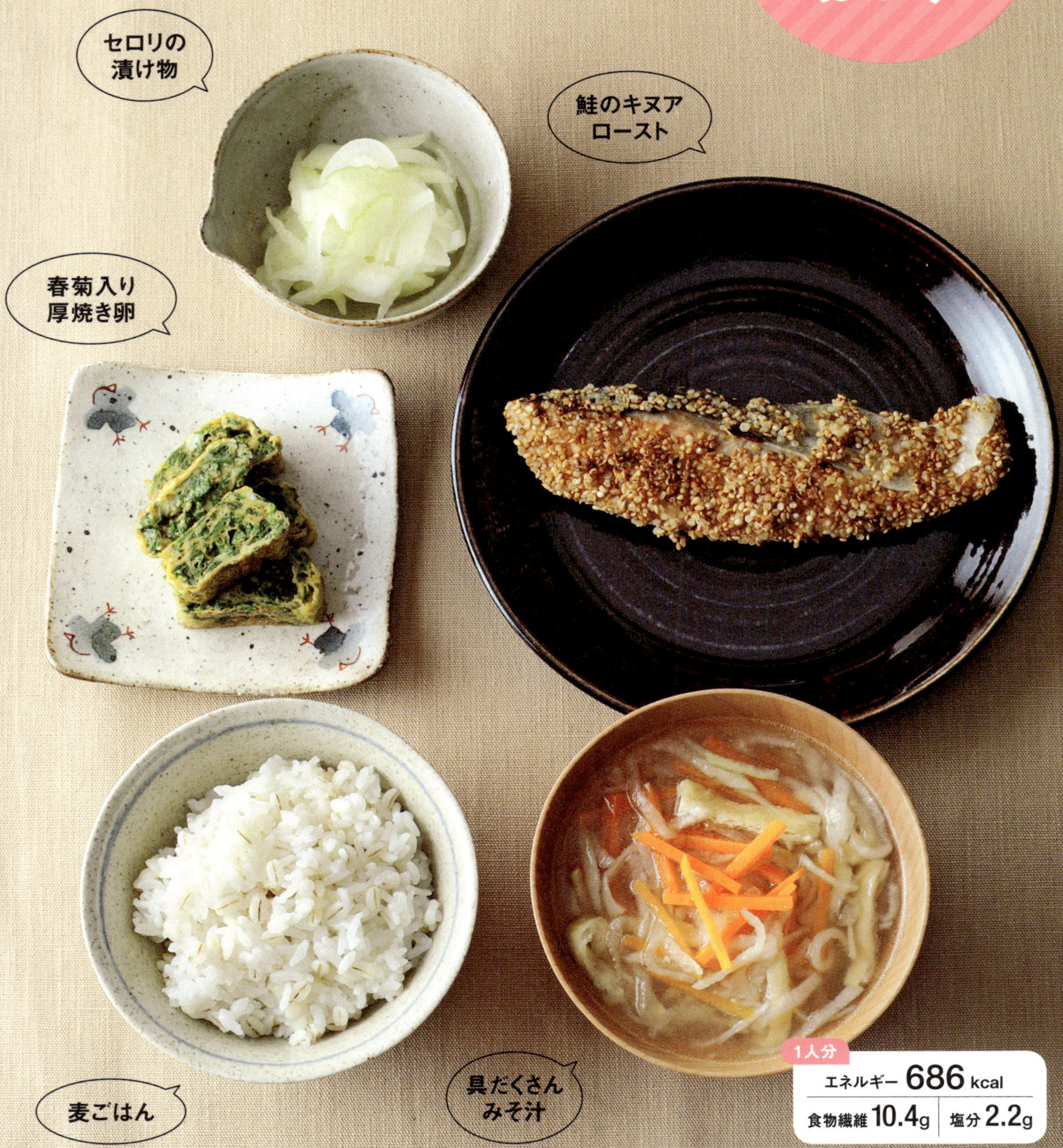

セロリの漬け物
鮭のキヌアロースト
春菊入り厚焼き卵
麦ごはん
具だくさんみそ汁

1人分
エネルギー 686 kcal
食物繊維 10.4g　塩分 2.2g

食物繊維を多く含むキヌアを上手に使って

鮭のローストの献立

◎麦ごはんの作り方はP45参照

雑穀とごまが香ばしい主菜です

鮭のキヌアロースト

1人分　エネルギー 239kcal
食物繊維 2.4g／塩分 0.6g

材料（1人分）

- 生鮭……1切れ
- キヌア……大さじ2（20g）
- 白いりごま……大さじ1強（10g）
- しょうゆ……小さじ½

作り方

1. キヌアはたっぷりの湯で約20分ゆで、ざるにあげて冷ましておく。
2. 鮭にごまと1をつけ、フライパンで両面焼く。
3. 器に盛り、しょうゆをかける。

春菊のほろ苦さがアクセント

春菊入り厚焼き卵

1人分　エネルギー 137kcal
食物繊維 0.7g／塩分 0.2g

材料（1人分）

- 卵……1個
- 春菊……⅒束（20g）
- 砂糖……小さじ1
- サラダ油……小さじ1

作り方

1. 春菊はゆで、水けを絞って粗みじん切りにする。
2. ボウルに卵を割り入れ、砂糖を加えてよく溶き混ぜ、1を加えて軽く混ぜる。
3. フライパンにサラダ油を熱し、2を半量ずつ流し入れては巻き、食べやすい大きさに切る。

自然とよく噛んで食べるようになる汁物

具だくさんみそ汁

1人分　エネルギー 87kcal
食物繊維 3.0g／塩分 1.1g

材料（1人分）

- 切り干し大根……10g
- にんじん……20g
- 油揚げ……⅓枚（9g）
- だし汁……1と¼カップ
- みそ……小さじ1

作り方

1. 切り干し大根は水で戻しておく。にんじんは細切りにする。
2. 油揚げは熱湯で30秒ほどゆで、水けをきる。粗熱がとれたら5mm幅に切る。
3. 鍋にだし汁を入れ、1、2を加え、5分ほど煮る。火を止め、みそを溶き入れる。

お手軽な和風ピクルス

セロリの漬け物

1人分　エネルギー 15kcal／食物繊維 1.0g／塩分 0.3g

材料（1人分）

- セロリ……½本（40g）
- 玉ねぎ……1/20個（10g）
- すし酢……小さじ2

作り方

1. セロリと玉ねぎは繊維を断ち切るようにして薄切りにする。
2. ボウルに1とすし酢を入れ、よくもむ。

※ボウルに代わりにポリ袋で作ると便利。

注目の
ちょい足し
食物繊維

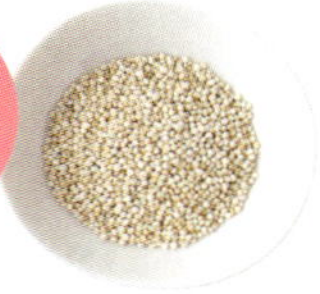

キヌア

キヌアは直径1～2mmの粒でプチプチした食感が特徴。食物繊維量は白米の約8倍、鉄分などのミネラルやビタミンも豊富です。白米に混ぜて炊いたり、ゆでてサラダに加えても。

プラス一品の
和の副菜
バリエ

切り干し大根を使ったパスタ風サラダ

切り干し大根サラダ

材料（1人分）

切り干し大根	15g
にんじん	15g
ロースハム	1枚
マヨネーズ	小さじ2

作り方

1 切り干し大根は水で戻し、ざるにあげて水けをきる。にんじんとハムはせん切りにする。
2 耐熱容器ににんじんを入れ、ふんわりとラップをかけ電子レンジで30秒加熱する。
3 ボウルに切り干し大根とハム、2を入れ、マヨネーズで和える。

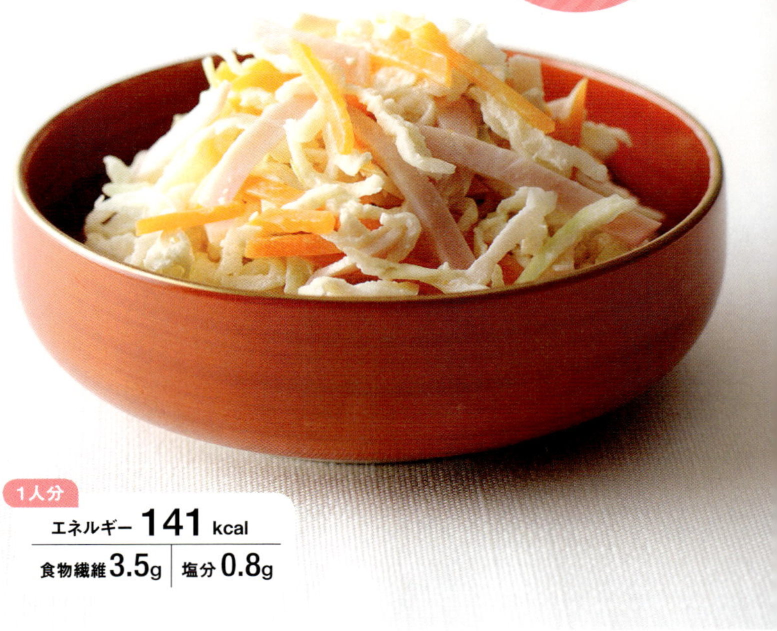

1人分
エネルギー 141 kcal
食物繊維 3.5g ｜ 塩分 0.8g

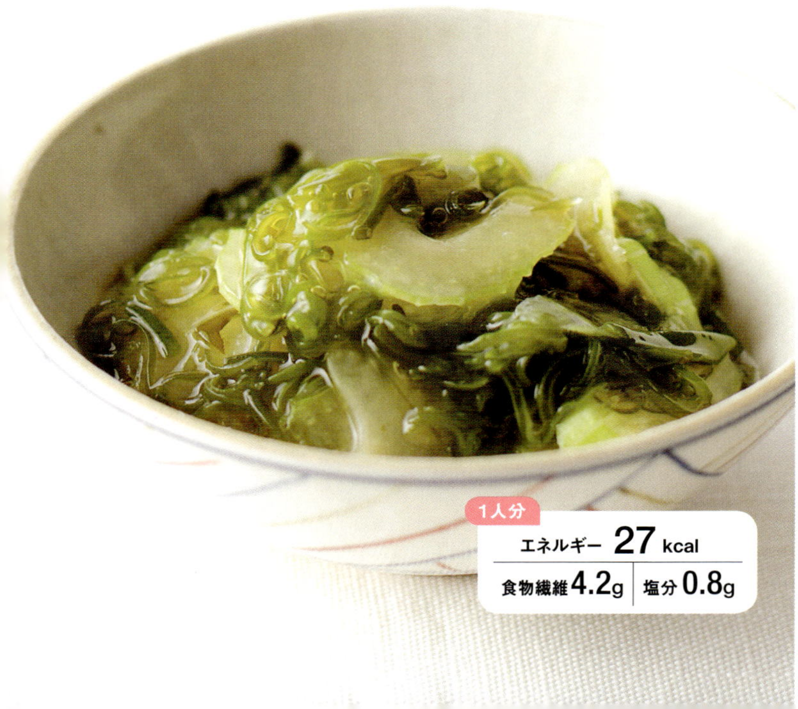

簡単だし酢で、セロリを和風に

セロリとめかぶ酢

材料（1人分）

セロリ	½本（50g）
めかぶ	100g
めんつゆ（3倍濃縮）	小さじ2
酢	大さじ1

作り方

1 セロリは繊維を断ち切るように薄切りにする。
2 ボウルに1と残りの材料をすべて入れ、混ぜる。

1人分
エネルギー 27 kcal
食物繊維 4.2g ｜ 塩分 0.8g

電子レンジで作る和風副菜です

なすときのこのおろし和え

材料（1人分）

- なす …… 1本（60g）
- まいたけ …… 2/5パック（30g）
- 大根 …… 5cm
- ポン酢しょうゆ …… 大さじ1

作り方

1. なすはヘタを取り、乱切りにする。まいたけは手でほぐす。大根はすりおろし、しっかりと水けをきる。
2. 耐熱皿になすとまいたけを並べ、水小さじ1をふる。ラップをふんわりかけて電子レンジで1分加熱する。
3. 器に盛り、大根おろしをのせ、ポン酢をかける。

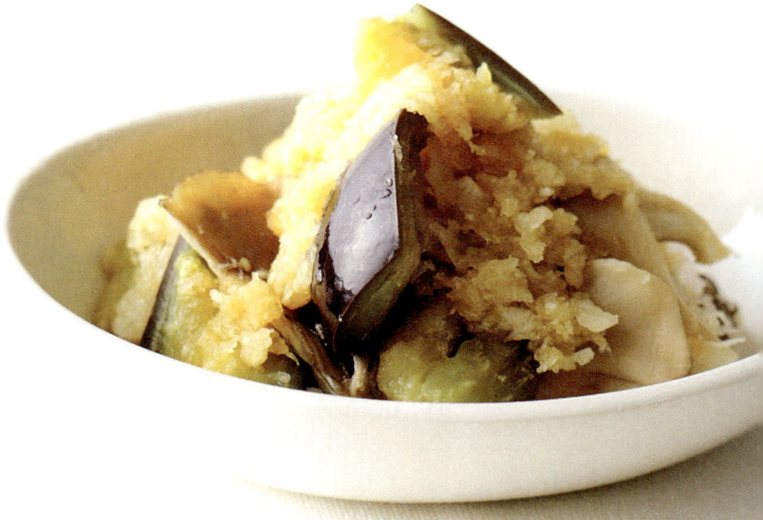

1人分
エネルギー 48 kcal
食物繊維 3.8g ｜ 塩分 1.5g

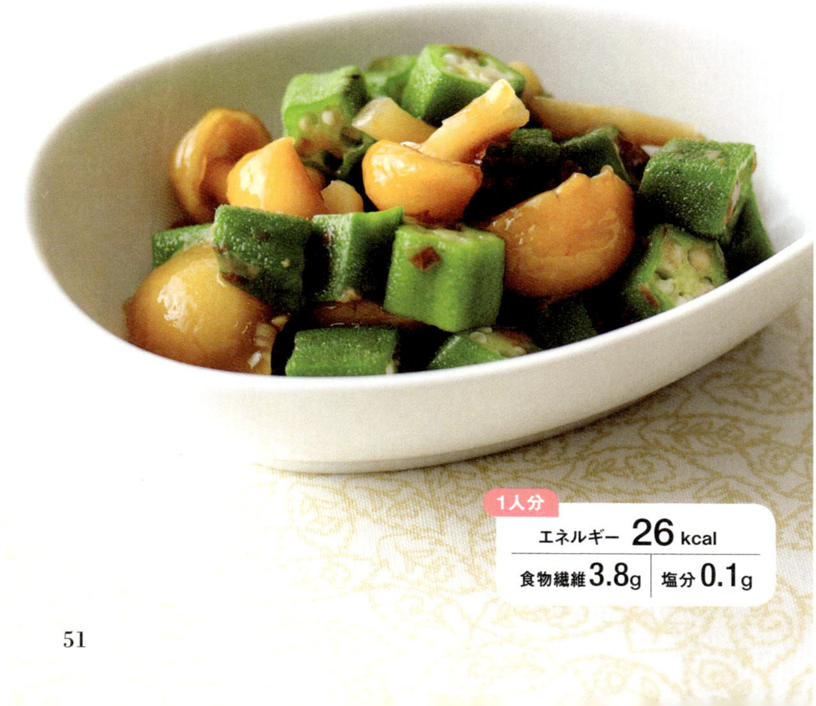

1人分
エネルギー 26 kcal
食物繊維 3.8g ｜ 塩分 0.1g

ごはんにも、おそばや
うどんのトッピングにもおすすめ

オクラとなめこのおかか和え

材料（1人分）

- オクラ …… 6本（50g）
- なめこ …… 1/2袋（40g）
- A 削り節 …… 1g
- A しょうゆ …… 小さじ1/5

作り方

1. オクラはゆで、ざるにあげて粗熱をとり、小口切りにする。なめこもサッとゆで、ざるにあげて水けをきる。
2. ボウルに1とAを入れ、和える。

プラス一品の
洋の副菜バリエ

洋風白和えのような一品です

おからのクリームサラダ

材料(1人分)

おから(生) …… 30g
にんじん …… 20g
きゅうり …… ⅕本(20g)
ロースハム …… 1枚
水きりヨーグルト
(作り方はP33参照) …… 60g

作り方

1 にんじんときゅうり、ハムは細切りにする。
2 耐熱容器におからとにんじんを入れ、ラップをふんわりとかけ電子レンジで約2分加熱する。
3 2にきゅうりとハム、水きりヨーグルトを加えて混ぜる。

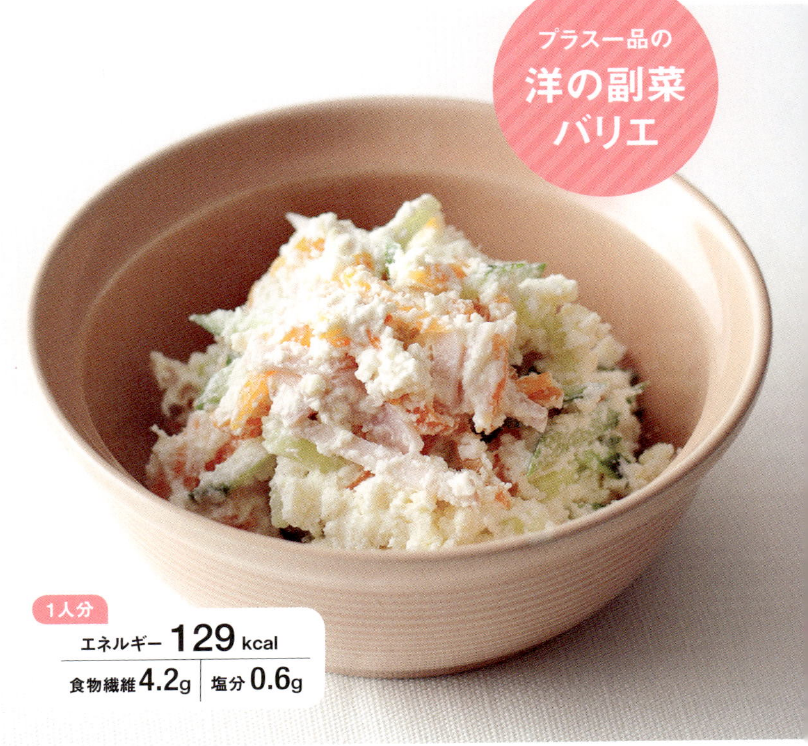

1人分
エネルギー 129 kcal
食物繊維 4.2g ｜ 塩分 0.6g

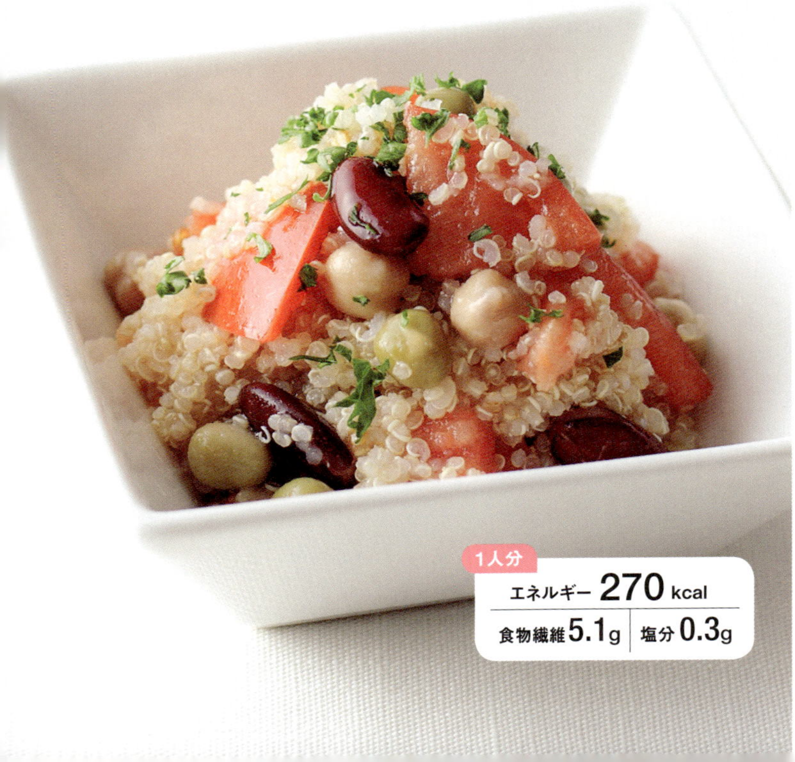

1人分
エネルギー 270 kcal
食物繊維 5.1g ｜ 塩分 0.3g

イタリア風のさっぱりサラダ

キヌアサラダ

材料(1人分)

キヌア …… 40g
トマト …… ⅓個(60g)
ミックスビーンズ(缶詰) …… 50g
パセリ(みじん切り) …… 少量
A オリーブオイル …… 小さじ1強
A レモン汁 …… 大さじ2

作り方

1 キヌアは水½カップで20分ほどゆでて、ざるにあげて水けをきる。
2 トマトはひと口大に切る。
3 ボウルに1と2を入れ、ミックスビーンズとAを加えて混ぜる。
4 器に盛り、パセリを散らす。

チーズの塩分だけで
おいしくできる!

里いものチーズ焼き

材料（1人分）

- 里いも …… 3個（90g）
- ピザ用チーズ …… 20g
- 小ねぎ …… 2本

作り方

1. 里いもは皮をむく。小ねぎは小口切りにする。
2. 鍋にたっぷりの水と里いもを入れて10分ゆで、粗熱をとる。
3. 2をボウルに入れてフォークで軽くつぶし、耐熱皿に移してチーズをのせ、オーブントースターで約8分焼く。
4. 3に小ねぎをふる。

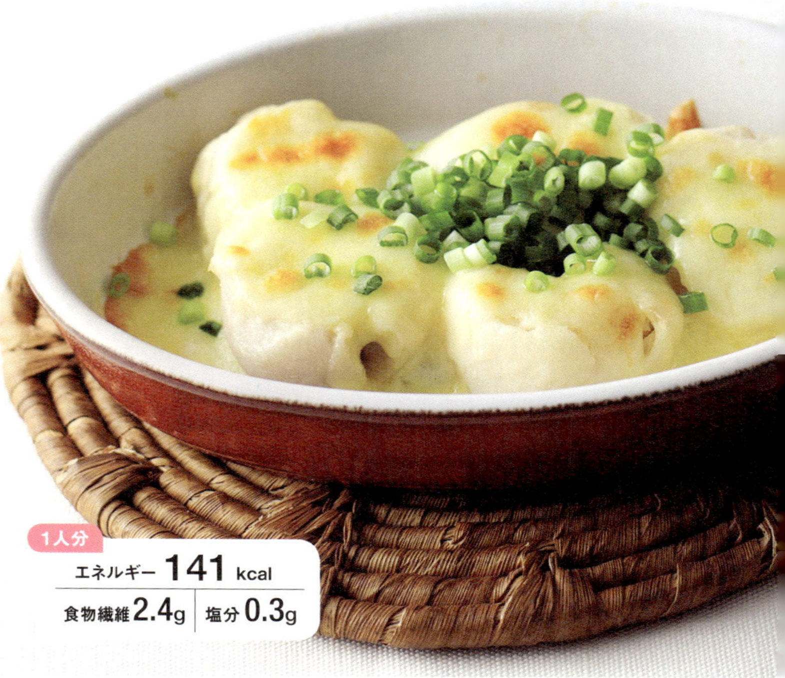

1人分
エネルギー 141 kcal
食物繊維 2.4g｜塩分 0.3g

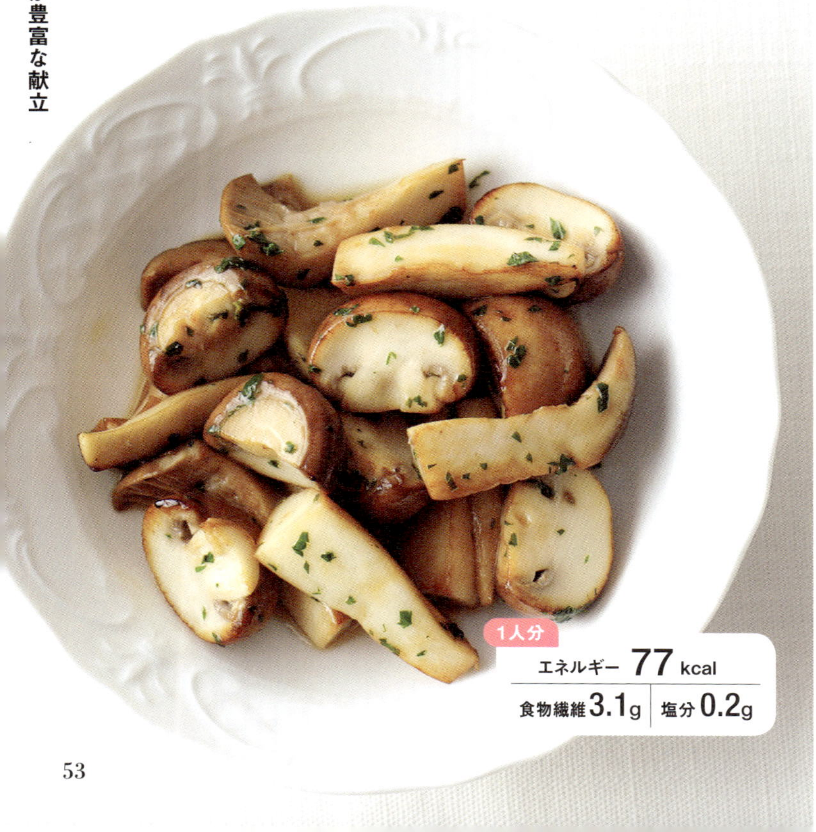

1人分
エネルギー 77 kcal
食物繊維 3.1g｜塩分 0.2g

レモンの酸味とバターのコクがマッチ

マッシュルームとエリンギのバターレモン

材料（1人分）

- マッシュルーム …… 4個（40g）
- エリンギ …… 50g
- パセリ（みじん切り） …… 少量
- バター …… 小さじ2（8g）
- レモン汁 …… 小さじ1

作り方

1. きのこ類は食べやすい大きさに切る。
2. フライパンにバターを熱し、1を炒め、しんなりしたらレモン汁を加えて軽く混ぜ合わせる。火を止め、パセリを加え混ぜる。

根菜類や果物は食物繊維の宝庫です。
そこで、作っておきたいのが常備菜。
それを使ったアレンジレシピも紹介します!

気軽にプラス!
食物繊維ストックおかず

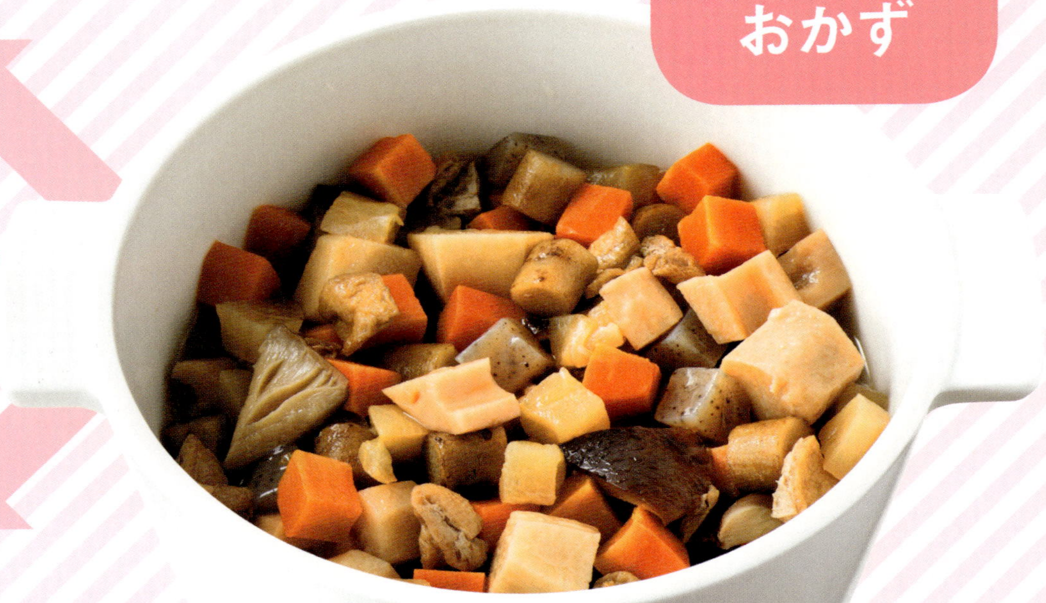

ミックス根菜煮

根菜、きのこ、里いもを使った煮物。小さい角切りで食べやすく、アレンジ料理にも使いやすい!

1/10量分

エネルギー 74 kcal	
食物繊維 3.1g	塩分 0.8g

材料(作りやすい分量)

油揚げ	1枚
大根	250g
にんじん	150g
れんこん	120g
ごぼう	100g
里いも	小6個(250g)
こんにゃく	100g
干ししいたけ	小4枚
砂糖	小さじ½
昆布	5cm角1枚
削り節	小1パック(2.5g)
A みりん・酒	各¼カップ
A しょうゆ・砂糖	各大さじ1
A 薄口しょうゆ	大さじ1と⅔

作り方

1 だしをとる。耐熱ボウルに水2と¼カップを注ぎ、昆布と削り節を入れ、電子レンジで4分加熱し、濾す。だしをとった昆布は1.5cm角に切る。

2 干ししいたけは砂糖を入れたぬるま湯½カップで戻し、軸を除いて十字に切る。

3 油揚げは1.5cm角に切る。大根、にんじん、れんこんは皮をむき、ごぼうは皮をこそげ、それぞれ1.5cm角に切る。ごぼうは水に10分さらし、ざるにあげる。

4 里いもは皮をむいて2cm角に切る。こんにゃくは1.5cm角に切る。

5 鍋に1の昆布、2のしいたけを戻し汁とともに入れ、3、4を加える。だしを注ぎ、Aを加えて強火にかける。煮立ったらアクを除き、落としぶたをし、ふたはせずに強火で煮汁が半量になるまで煮る。

※圧力鍋で煮てもよい。その場合、だしを1カップにする。圧力鍋に材料を入れて火にかけ、圧がかかったら弱火で1分加熱して火を止める。
※ふたつき容器に移して冷まし、冷蔵庫で3～4日保存できる。

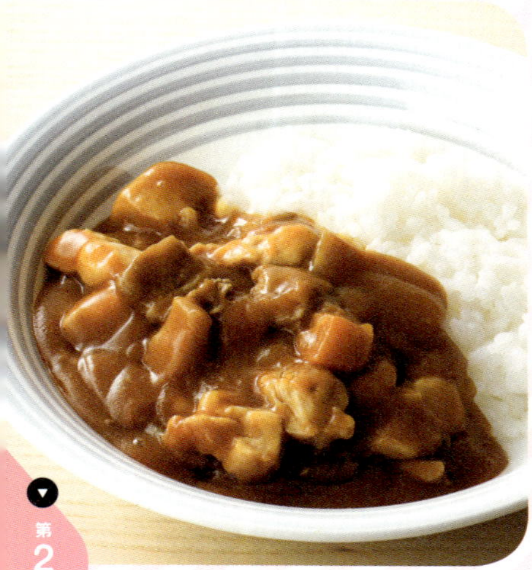

アレンジ1

片栗粉を活用し、少なめのルーで胃の負担が少ないカレーに

チキンカレー

材料（1人分）

鶏こま切れ肉	50g
ミックス根菜煮	100g
カレールー	15g
A 片栗粉	小さじ1
A 水	小さじ2
ごはん	茶碗1杯分（150g）

作り方

1 耐熱ボウルに鶏肉、ミックス根菜煮を入れ、水120mℓを注ぎ、カレールーを小さく切って加える。

2 ラップをかけて電子レンジで4分加熱する。Aを加え混ぜ、とろみをつける。

3 器にごはんを盛り、2をかける。

1人分 エネルギー 476kcal 食物繊維 2.8g／塩分 2.1g

※鍋で作るときは、水の量を3カップにして加熱する。

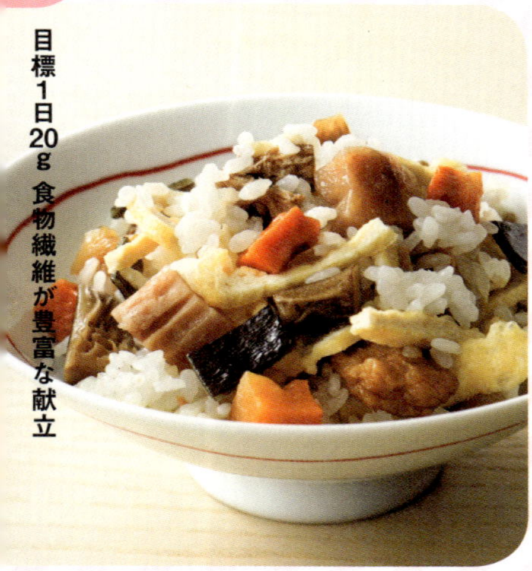

アレンジ2

味つけ不要で手軽にできる食物繊維たっぷりごはん

炊き込みごはん

材料（1人分×2回）

米	1合
油揚げ	1枚
ミックス根菜煮	140g

作り方

1 米はとぎ、いつも通りに水加減する。

2 油揚げは細切りにする。

3 1に2、ミックス根菜煮をのせて炊く。炊き上がったらさっくりと混ぜる。

1人分 エネルギー 384kcal 食物繊維 3.0g／塩分 0.7g

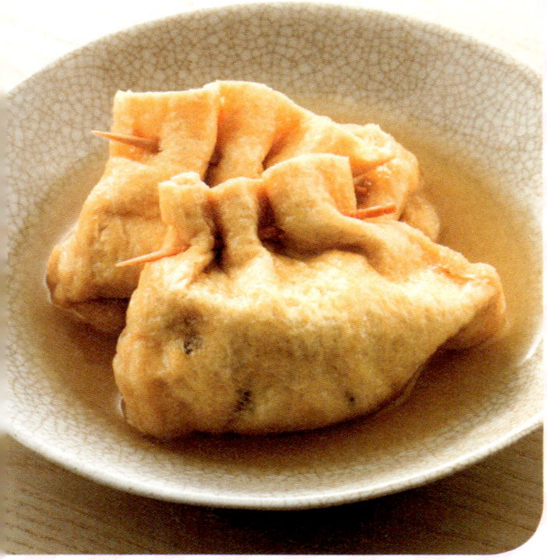

アレンジ3

いろいろな味わいが詰まった袋煮もあっという間に完成!

根菜の袋煮

材料（1人分）

油揚げ	1枚
ミックス根菜煮	70g
A 水	½カップ
A めんつゆ（3倍濃縮）	大さじ1

作り方

1 油揚げの上に菜箸を置き、2～3回転がして中がはがれやすいようにしてから半分に切り、袋状に開く。ミックス根菜煮を詰め、ようじで口を閉じる。

2 耐熱ボウルに入れてAをかけ、ラップをかけて電子レンジで3分加熱する。

1人分 エネルギー 161kcal 食物繊維 1.5g／塩分 1.9g

気軽にプラス!
食物繊維
ストック
おかず

ゆで鶏寒天

**ゆで鶏を食物繊維が豊富な寒天でかためるだけ。
あっさりしているので食欲がないときにもおすすめ。**

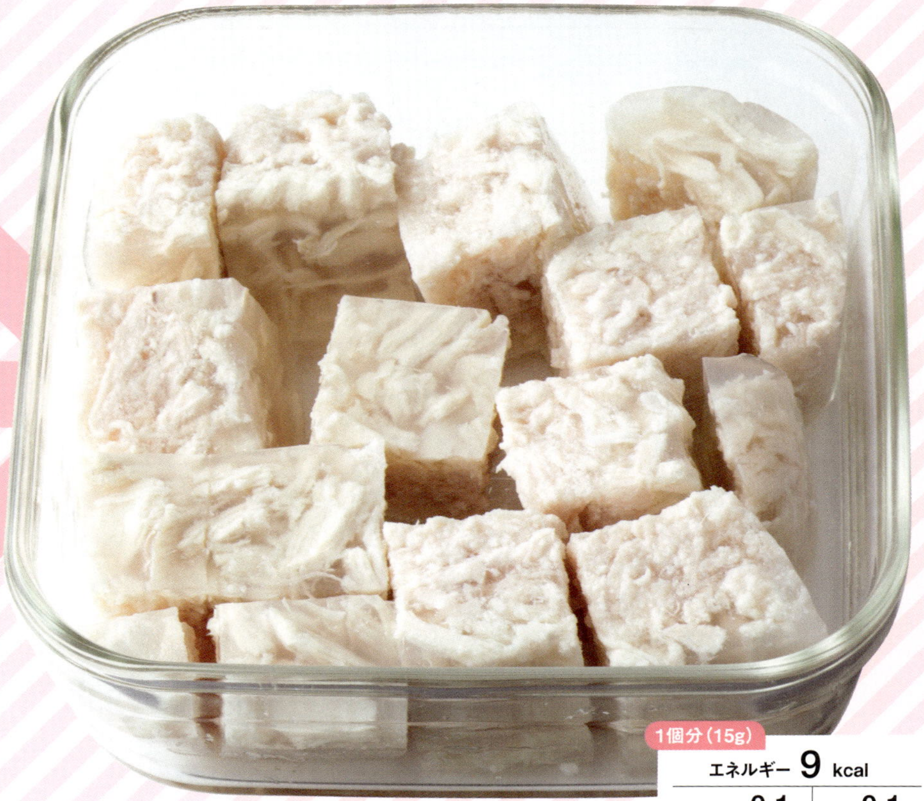

1個分（15g）

エネルギー 9 kcal	
食物繊維 0.1g	塩分 0.1g

材料（作りやすい分量）（3×3×2㎝の角切り24個分）

鶏むね肉（皮なし）……… 200g
塩 ……… 小さじ1/5
酒 ……… 大さじ1
粉寒天 ……… 小さじ1/3（2g）

作り方

1 鶏肉は観音開きにし、厚みを均一にする。
2 耐熱皿に1をのせ、塩と酒をふり、ふんわりとラップをかける。電子レンジで4分加熱する。
3 取り出して鶏肉にラップをかぶせ、めん棒などでたたき、手で細かくほぐす。
4 鍋に粉寒天と水1カップを入れて火にかけ、寒天が完全に溶けて煮立ったら火を止める。
5 4に3を加えて混ぜ、水でぬらした容器に流し入れる。あら熱がとれたら冷蔵庫で冷やしかため、3×3×2㎝程度の角切りにする。

※容器にふたをして冷蔵庫で3～4日保存できる。

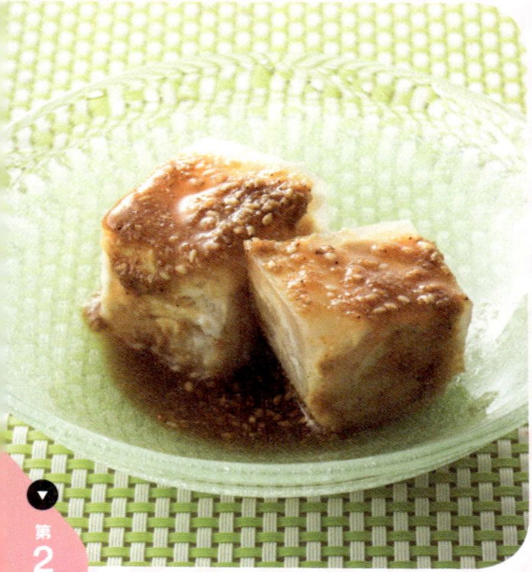

アレンジ 1

さっぱりとしたゆで鶏寒天に甘辛いごまだれがよく合う

ゆで鶏寒天のごまだれかけ

材料（1人分）

ゆで鶏寒天 …… 2個（30g）

A しょうゆ・みりん・砂糖・白すりごま …… 各小さじ1

作り方

1 ゆで鶏寒天を器に盛り、混ぜ合わせたAをかける。

1人分 エネルギー 66kcal 食物繊維 0.5g／塩分 1.0g

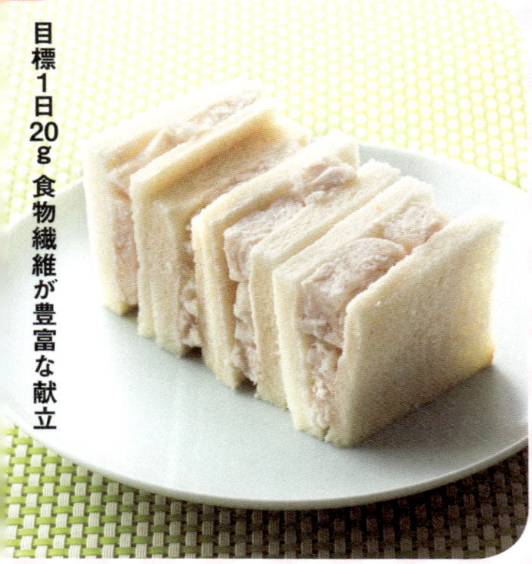

アレンジ 2

具はいさぎよくこれだけ！ ジューシーさが引き立つ

ゆで鶏寒天サンド

材料（1人分）

サンドイッチ用食パン（耳なし） …… 2枚（45g）

ゆで鶏寒天 …… 2個（30g）

作り方

1 ゆで鶏寒天は1cm厚さに切る。

2 食パン1枚に1を並べ、もう1枚ではさみ、ひと口大に切る。

1人分 エネルギー 134kcal 食物繊維 1.1g／塩分 0.7g

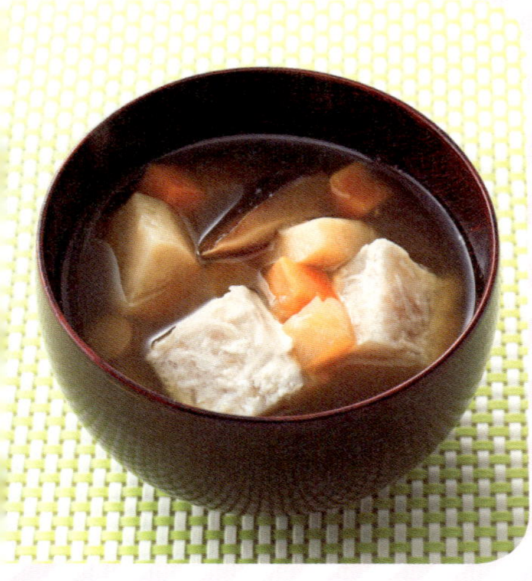

アレンジ 3

温まるとほろりとほぐれるような食感に

ゆで鶏寒天入りのっぺい汁

材料（1人分）

ミックス根菜煮（P54） …… 70g

A しょうゆ・酒 …… 各小さじ1

ゆで鶏寒天 …… 2個（30g）

作り方

1 鍋にミックス根菜煮を入れ、水120mℓを注ぎ、火にかける。煮立ったらAで調味する。

2 器に盛り、ゆで鶏寒天を加える。

1人分 エネルギー 53kcal 食物繊維 1.4g／塩分 1.3g

気軽にプラス!
食物繊維ストックおかず

レンジ大根

加熱ずみなので、大根おろしの代わりにも使えます! 香ばしく焼いて副菜の一品にしても。

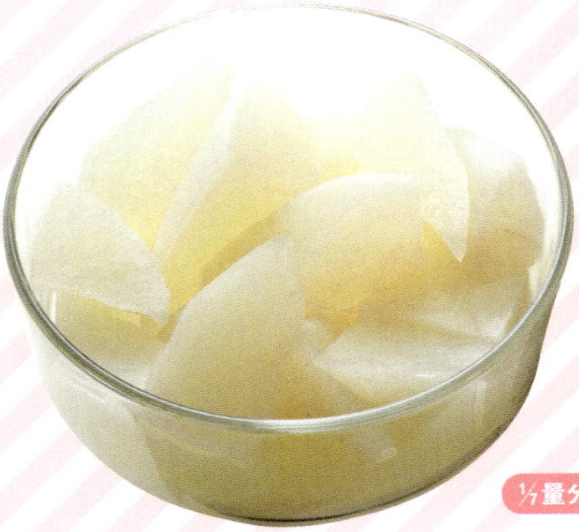

※ふたつき容器に移して冷まし、冷蔵庫で1週間保存できる。

1/7量分
エネルギー 13kcal
食物繊維 1.2g　塩分 0g

材料(作りやすい分量)

大根 ……………… ½本(500g)

作り方

1 大根は皮をむき、乱切りにする。耐熱ボウルに入れ、ふんわりとラップをかけ、電子レンジで10分加熱する。

アレンジ 1

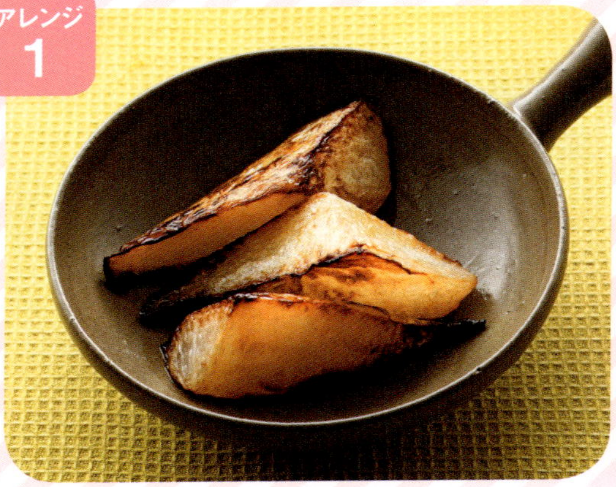

焼き目の香ばしさがアクセントに

焼き大根

材料(1人分)

レンジ大根 ……………… 70g
サラダ油 ……………… 小さじ½
しょうゆ ……………… 少量

1人分
エネルギー 32kcal
食物繊維 1.2g
塩分 0.1g

作り方

1 フライパンにサラダ油を熱し、レンジ大根をこんがりと焼き目がつくまで焼き、しょうゆをかける。

アレンジ 2

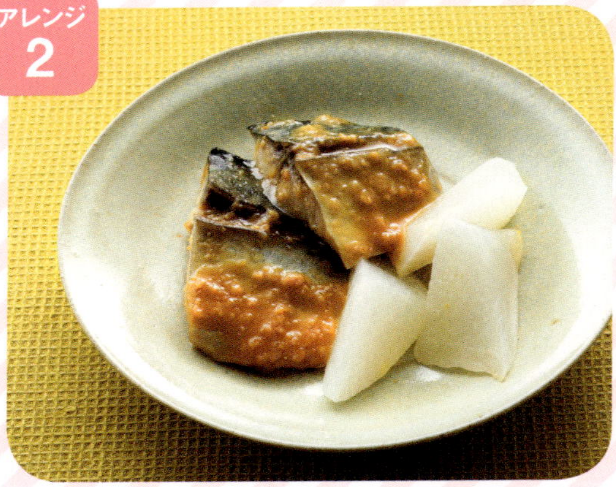

煮魚や焼き魚に添えて

サバのみそ煮 レンジ大根添え

材料(1人分)

サバ ……………… 1切れ(70g)
A みそ・砂糖・酒・水
……………… 各小さじ2
レンジ大根 ……………… 70g

1人分
エネルギー 201kcal
食物繊維 1.8g
塩分 1.8g

作り方

1 サバは中骨がついていれば除き、皮目に1本切り目を入れ、2つに切る。
2 耐熱ボウルにAを混ぜ、1の皮目を上にして入れ、スプーンで汁をすくってかける。ふんわりとラップをかけて電子レンジで2分加熱する。
3 器に2を盛り、レンジ大根を添える。

レンジにんじん

温めるだけででき上がり。肉料理のつけ合わせや、つぶしてポタージュにしてもいい。

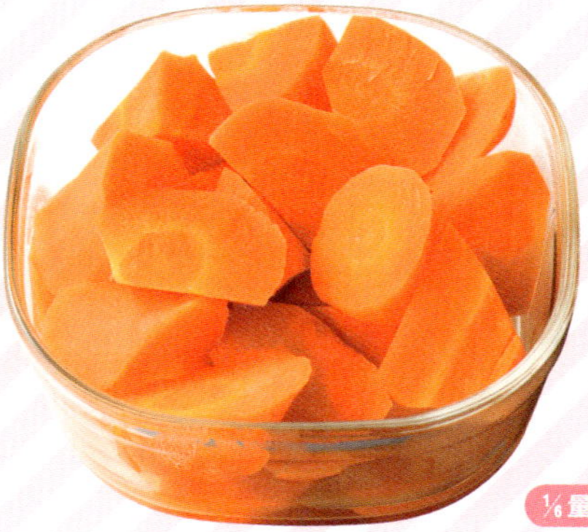

※ふたつき容器に移して冷まし、冷蔵庫で1週間保存できる。

⅙量分
エネルギー 17kcal
食物繊維 1.3g ｜ 塩分 0g

材料（作りやすい分量）

にんじん……2本（300g）

作り方

1 にんじんは皮をむき、乱切りにする。耐熱ボウルに入れ、水大さじ2を加え、ふんわりとラップをかける。電子レンジで6分加熱する。

アレンジ1

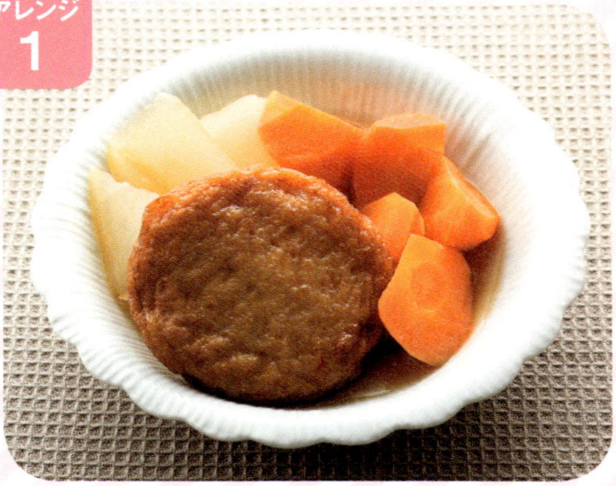

全体が温まったらでき上がり

シンプルおでん

材料（1人分）

レンジ大根（P58）……70g
レンジにんじん……50g
さつま揚げ……1枚（60g）
A しょうゆ・みりん……各小さじ1と½
　和風だし（顆粒）……小さじ¼

1人分
エネルギー 133kcal
食物繊維 2.5g
塩分 2.2g

作り方

1 鍋にレンジ大根、レンジにんじん、さつま揚げを入れ、水1カップを注ぎ、Aを加えて火にかける。
2 煮立ったら、ふつふつするくらいの火加減で2～3分煮る。

アレンジ2

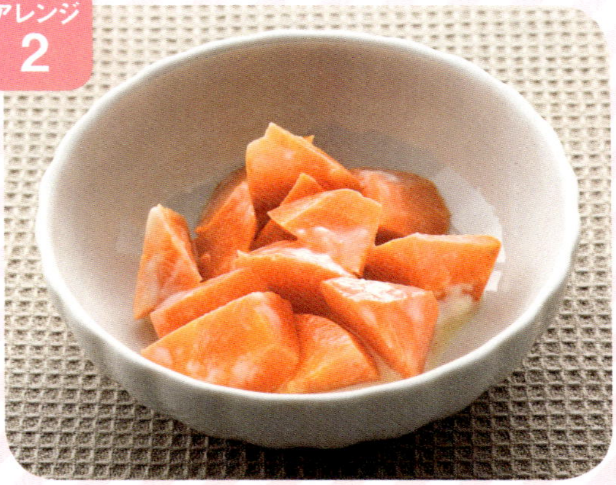

もう1品ほしいときに最適

にんじんサラダ

材料（1人分）

レンジにんじん……50g
A マヨネーズ・はちみつ……各小さじ1

1人分
エネルギー 64kcal
食物繊維 1.3g
塩分 0.1g

作り方

1 レンジにんじんは小さめの乱切りにし、Aで和える。

気軽にプラス!
食物繊維
ストック
おかず

レンジごぼう

不溶性と水溶性の食物繊維がともに豊富です。和え物や煮物にして添えれば効果大。

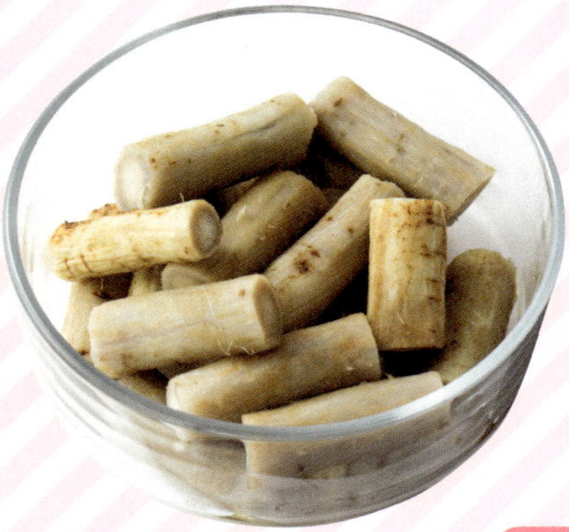

※ふたつき容器に移して冷まし、冷蔵庫で1週間保存できる。

材料（作りやすい分量）

ごぼう……1本（150g）

作り方

1. ごぼうは皮をこそげて洗い、4㎝長さに切る。太いところは縦2つ割りにする。水に10分浸してアクを抜き、ざるにあげる。
2. 耐熱ボウルに入れ、水大さじ2を加え、ふんわりとラップをかける。電子レンジで4分加熱する。

⅓量分
エネルギー 26 kcal
食物繊維 2.8g ｜ 塩分 0g

アレンジ 1

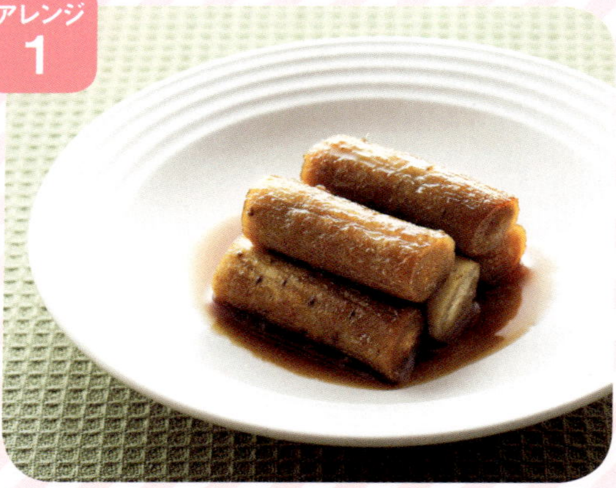

甘辛い味つけで箸が進む

ごぼうのやわらかうま煮

材料（1人分）

レンジごぼう……50g
A しょうゆ・砂糖……各小さじ1
A 和風だし（顆粒）……小さじ⅕

1人分
エネルギー 43kcal
食物繊維 2.8g
塩分 1.1g

作り方

1. 鍋にレンジごぼうを入れ、水をひたひたに注ぎ、Aを加えて火にかける。
2. 煮立ってきたらアクを除き、ふつふつとするくらいの火加減で7～8分煮る。

アレンジ 2

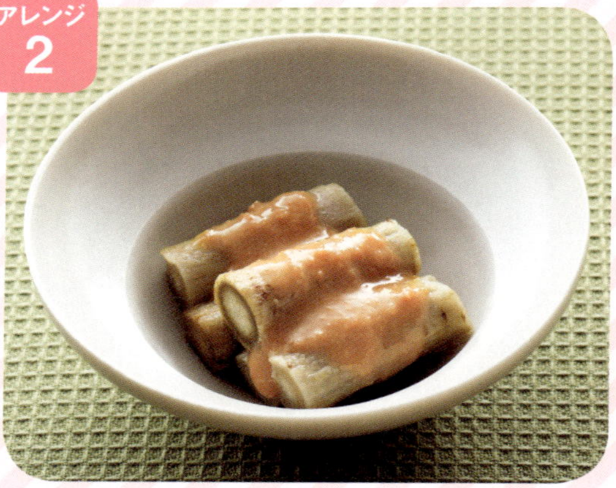

ごぼうの歯ごたえがおいしい

ごぼうの酢みそかけ

材料（1人分）

レンジごぼう……50g
A みそ・砂糖・酢……各小さじ1
A 練りがらし……適量

1人分
エネルギー 52kcal
食物繊維 3.1g
塩分 0.8g

作り方

1. レンジごぼうを器に盛り、合わせたAをかける。

ミックスレンジジャム

果物は水溶性食物繊維が豊富。お好みの果物300gで作るミックスジャム。使い方はいろいろです。

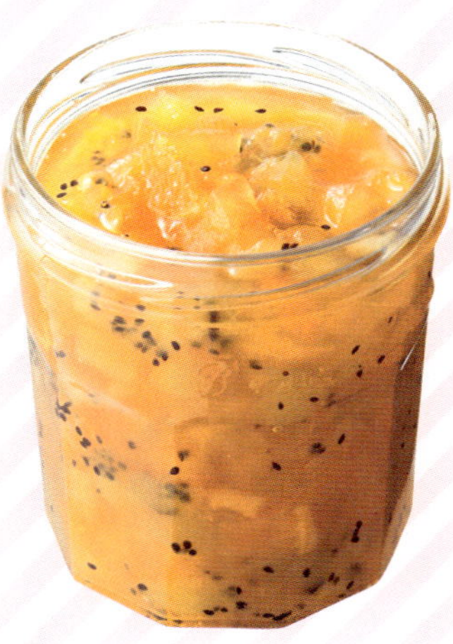

材料(でき上がり量300g分)

- 洋梨 …… ½個(100g)
- りんご …… ½個(95g)
- オレンジ …… ½個(65g)
- キウイフルーツ …… ½個(40g)
- A 砂糖 …… 150g
- A レモン汁 …… 大さじ3

※果物は、合計重量が正味300gなら好みのものでよい。

作り方

1. 果物は皮や種を除き、それぞれ1㎝の角切りにする。
2. 耐熱ボウルに1を入れ、Aを加えて混ぜる。
3. ラップをかけて電子レンジで6分加熱する。取り出してラップをはずし、さらに6分加熱する。

※ふたつき容器に移して冷まし、冷蔵庫で1か月保存できる。

大さじ1量
エネルギー 51 kcal
食物繊維 0.3g ｜ 塩分 0g

アレンジ

甘ずっぱいジャムと豚肉が相性抜群!

ポークジャムソテー

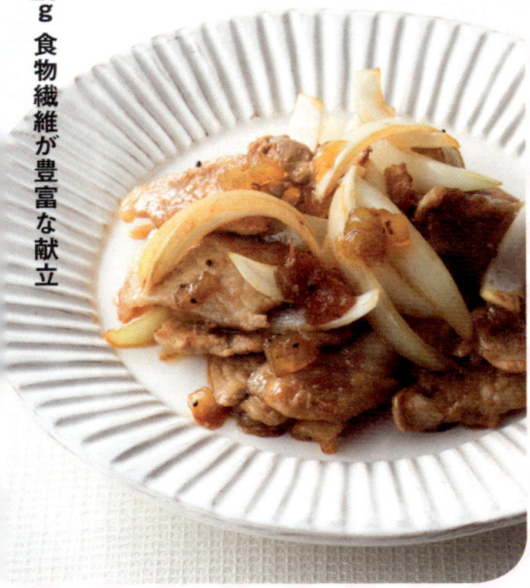

材料(1人分)

- ミックスレンジジャム …… 大さじ1
- 豚ロース焼肉用肉 …… 100g
- 玉ねぎ …… ¼個(50g)
- サラダ油 …… 小さじ1
- A しょうゆ・砂糖・酒 …… 各小さじ1

1人分
エネルギー 386kcal
食物繊維 1.1g/塩分 1.0g

作り方

1. 豚肉は5㎝長さに切る。玉ねぎはくし形切りにする。
2. フライパンにサラダ油を熱し、豚肉を並べ入れ、中火で2分焼き、色が変わったら裏返す。
3. あいているところに玉ねぎを加え、ふたをしてさらに2分焼く。
4. 玉ねぎがしんなりしたら、ミックスレンジジャム、Aを加え、全体をざっと混ぜて味をからめる。

そのほかこんなアレンジも…

●パンにはさんでジャムサンドに

●ジャム湯に

カップにミックスレンジジャム大さじ2を入れ、熱湯70㎖を注いで混ぜる。

●アイスクリームのソースに

ミックスレンジジャム大さじ1に、好みのリキュール小さじ1、水小さじ1を混ぜ合わせ、アイスクリームにかける。

レシピ・料理制作(P54〜61)
村上祥子
(むらかみ・さちこ)料理研究家、管理栄養士。電子レンジ調理の第一人者。日本国内外で食育指導にも力を注ぐ。著書多数。

Column

自律神経のバランスを整える

ウォーキングや腹式呼吸でリラックス

腸と脳は自律神経でつながっており、これが過敏性腸症候群に深くかかわっていることは第１章で紹介しました。自律神経のバランスを整えることで腸の働きは改善します。この鍵を握るひとつの方法が運動です。ポイントは汗ばむ程度の強さが必要だということです。

汗ばむということは体温が上昇するということ。すると体は体温を下げようと自律神経が働くのです。自律神経には交感神経と副交感神経があります。運動中は交感神経がよく働きますが、運動後は副交感神経がよく働き、心身をリラックスした状態に導くのです。つまり、自律神経のバランスを整えてくれるというわけです。過敏性腸症候群はストレスが原因で起こるので、運動などストレス発散ができるものは有効といえるでしょう。また、運動によってたくさんの酸素が体内に取り入れられることで血行がよくなり、腸の血液循環もよくなり、腸機能の調整につながるのです。

運動はウォーキング、ラジオ体操、その場で足踏みをするなどなんでもかまいません。手軽にできるのはウォーキングです。歩幅をやや大きくとり、早歩きをします。

体が冷えると下痢や便秘が起こりやすくなります。入浴は足腰の冷え防止に有効です。シャワーですませず、湯船につかりましょう。半身浴やぬるめの湯に長くつかるのが効果的です。

また、腹式呼吸も体の緊張を解いてくれます。お腹をふくらませながら息を吸い、ゆっくりと鼻から息を吐きます。１日の中でこうした時間を持つことも自律神経のバランスを整えることにつながります。

第3章

食物繊維たっぷりの一品料理

主食となるごはん物、汁物、魚や肉を使った主菜。
それぞれで食物繊維をしっかりとれる
レシピを集めました。
寒天を活用したメニューもあります。

食物繊維たっぷりのごはん物

雑炊、五目寿司、炊き込みごはん、
リゾットなどのごはん物は、
雑穀類を上手に使えば効率よく食物繊維が摂取できます。
白米にちょい足しできる雑穀類を知っておきましょう。

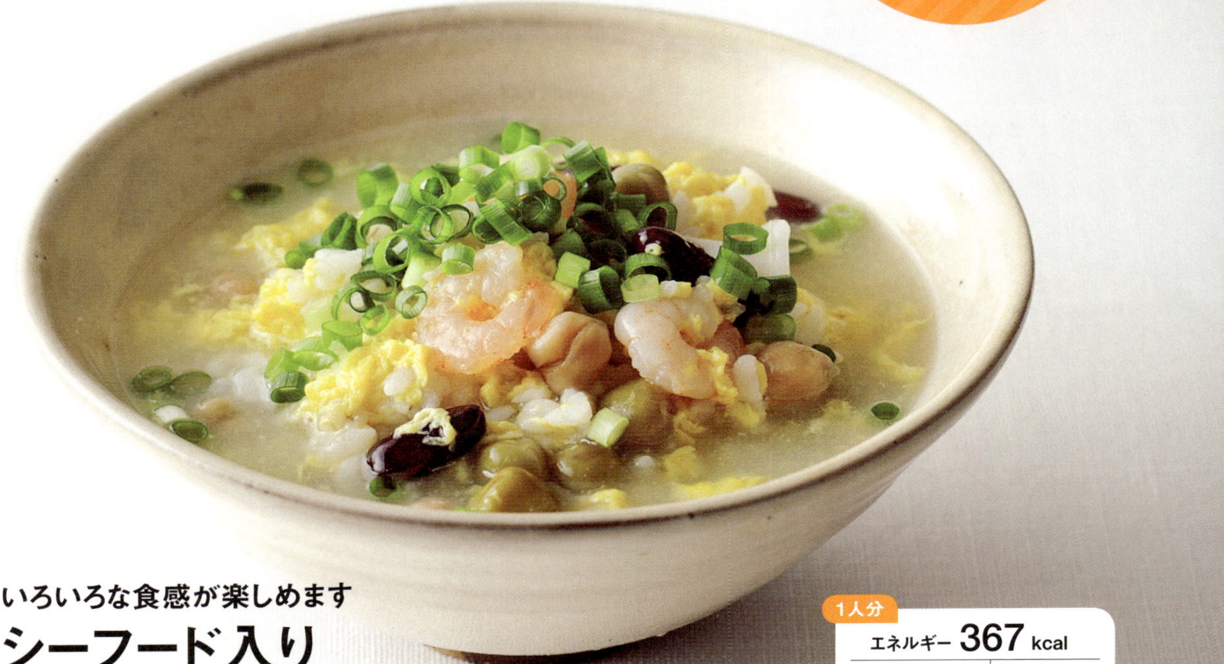

いろいろな食感が楽しめます

シーフード入りみそ雑炊

1人分
エネルギー 367 kcal
食物繊維 11g　塩分 1.7g

材料（2人分）

麦ごはん……茶碗⅔杯分（100g）
A シーフードミックス（冷凍）……50g
A ミックスビーンズ（缶詰）……100g
A 鶏ガラスープ……1と¼カップ
溶き卵……1個分
小ねぎ……2本

作り方

1 小ねぎは小口切りにする。
2 鍋にごはんとAを入れ、中火にかけ、煮立ったら溶き卵を流し入れ、軽く混ぜる。
3 器に盛り、1を散らす。

注目の＼ちょい足し／食物繊維

手軽に食物繊維をとる方法が、ごはんに雑穀をちょい足しして炊くこと。これなら料理の苦手な人でも大丈夫。数種類がブレンドされたものや、1食分ずつ小分けになっているものもあるので、常備しておくと便利です。

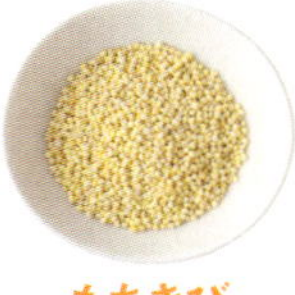

もちきび
食物繊維は白米の19倍。穀類の中でも噛み応えがあり、低カロリー。

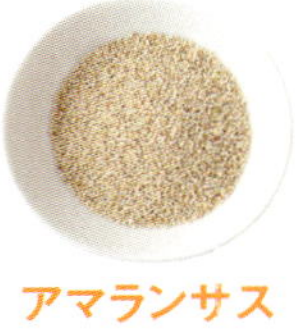

アマランサス
カルシウムは白米の32倍。鉄、亜鉛、ビタミンB群も豊富。

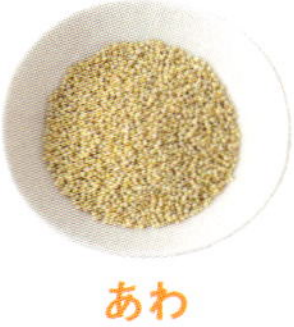

あわ
食物繊維は白米の約7倍。鉄分、亜鉛も多く脂質代謝を促す。

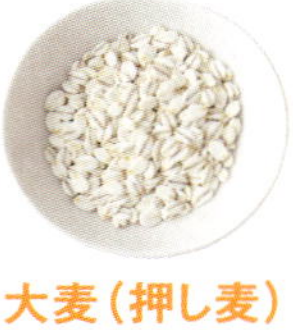

大麦（押し麦）
食物繊維は白米の20倍以上。不溶性も水溶性もどちらも多く含む。

さっぱり酢めしなら食欲のないときも食べやすい

うなぎ五目寿司

材料（1人分）

麦ごはん（温かいもの）	茶碗1杯分（150g）
うなぎ蒲焼き	40g
にんじん	10g
ゆでたけのこ	50g
絹さや	3枚（20g）
溶き卵	1個分
サラダ油	小さじ½
すし酢	大さじ1

作り方

1. にんじんは細切りにしてゆで、ざるにあげて水けをきる。絹さやはさっとゆで、細切りにする。うなぎとたけのこは食べやすい大きさに切る。
2. フライパンにサラダ油を熱し、溶き卵を流し入れて薄焼き卵を作る。粗熱がとれたら細切りにして錦糸卵にする。
3. ボウルにごはんとすし酢を入れて混ぜ合わせる。
4. 器に3を盛り、1と2の具材をのせる。

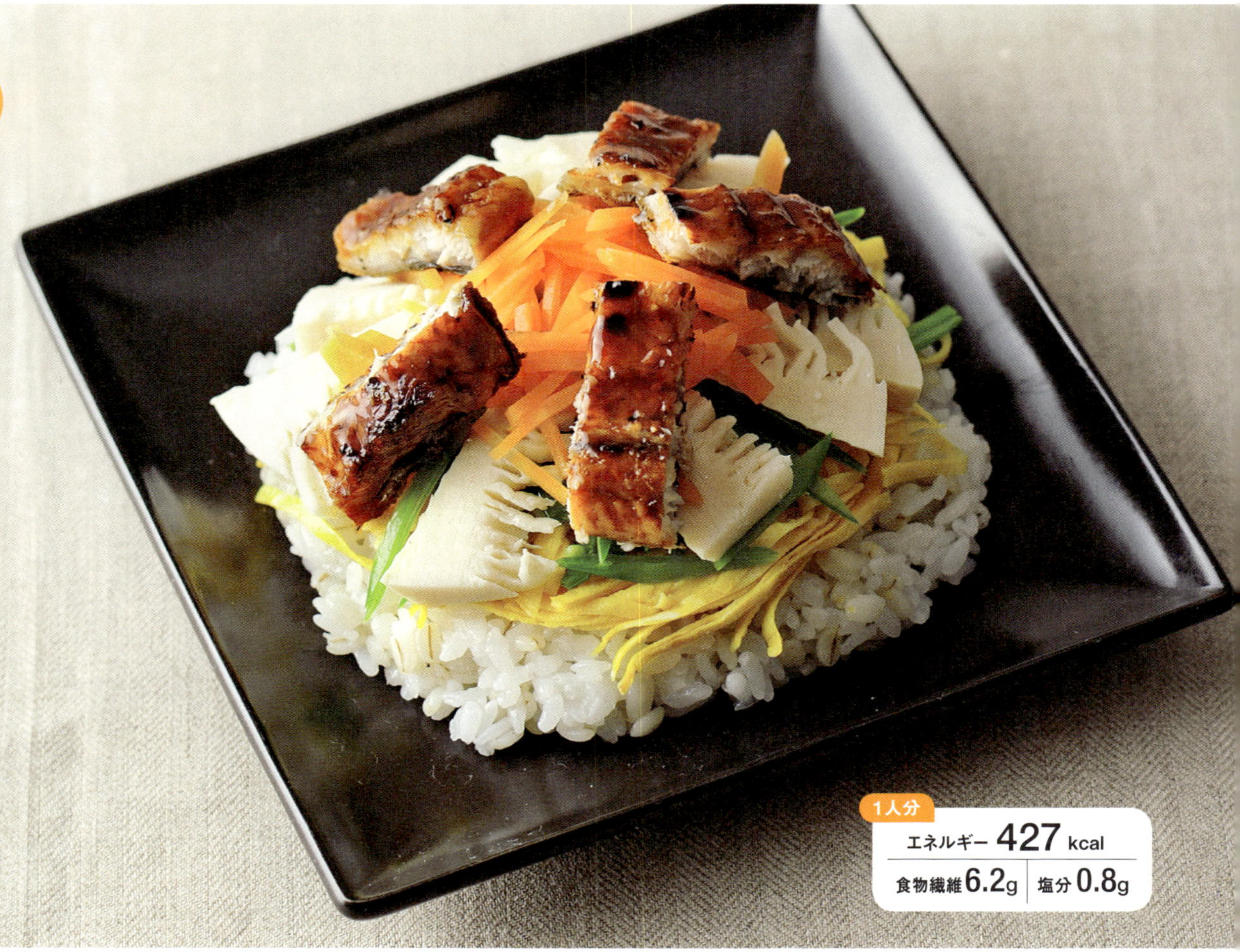

1人分
エネルギー 427 kcal
食物繊維 6.2g　塩分 0.8g

味わいは本格イタリアンです

きのこのリゾット

材料（1人分）

押し麦	70g
まいたけ	1パック（100g）
玉ねぎ	¼個（50g）
小ねぎ（小口切り）	大さじ1（6g）
A 豆乳	1カップ
A コンソメ（顆粒）	小さじ1

作り方

1 玉ねぎは粗みじん切りにする。まいたけは手でほぐす。
2 フライパンに玉ねぎとまいたけ、押し麦、水1と¼カップを入れ中火で煮る。
3 2の水分がなくなったらAを加え、炒めながら煮詰める。
4 器に盛り、小ねぎを散らす。

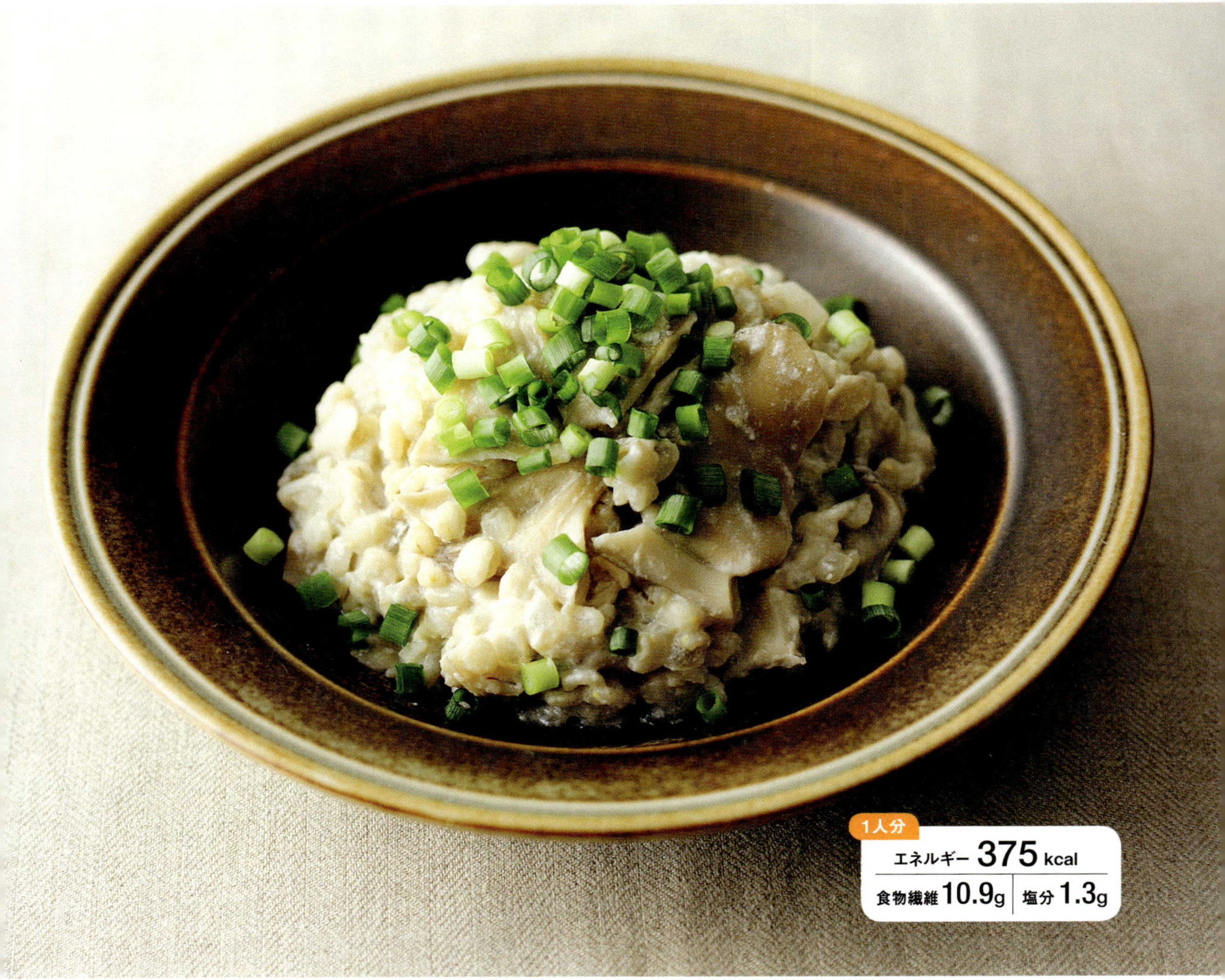

1人分
エネルギー 375kcal
食物繊維 10.9g ｜ 塩分 1.3g

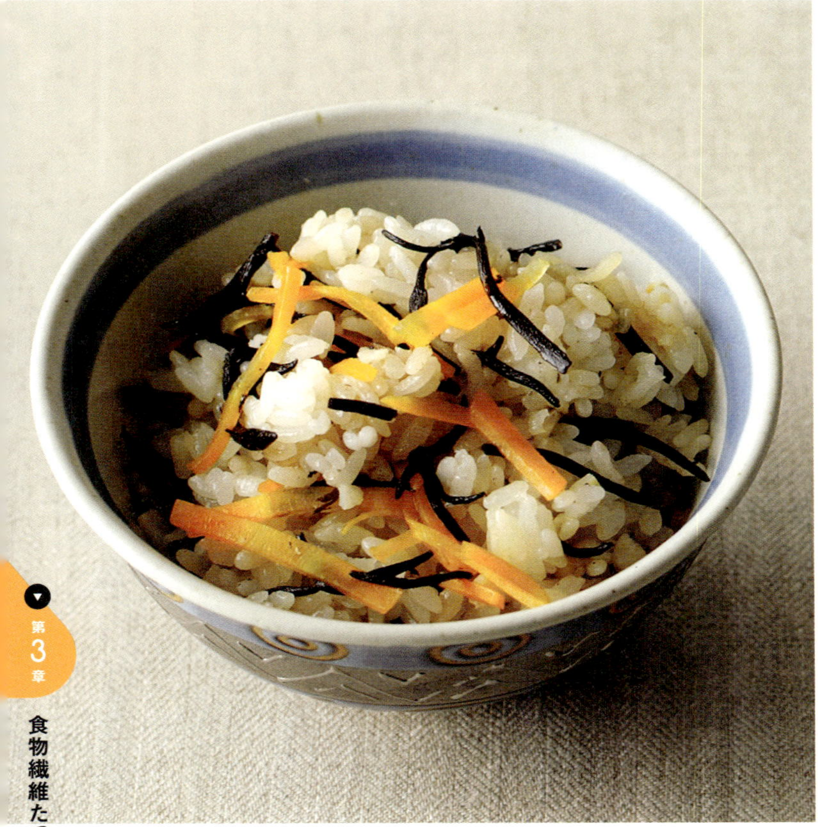

懐かしい日本の味は食物繊維いっぱい!

切り干し大根入り炊き込みごはん

材料(2人分)

米	1合
切り干し大根	10g
にんじん	40g
ひじき(乾燥)	5g
めんつゆ(3倍濃縮)	小さじ2

作り方

1 米はとぎ、ざるにあげておく。
2 にんじんは細切りにする。ひじきと切り干し大根はそれぞれ水で戻し、切り干し大根は短く切る。
3 炊飯器の内釜に1、水180㎖、2を入れて炊飯し、炊き上がったらめんつゆを加え混ぜる。

1人分
エネルギー 330 kcal
食物繊維 7.3g | 塩分 1.0g

ほんのり甘い炊き込みごはんです

かぼちゃごはん

材料(2人分)

米	½合
押し麦	50g
かぼちゃ	⅛個(100g)

作り方

1 米はといでざるにあげておく。
2 かぼちゃは1㎝幅の角切りにする。
3 炊飯器の内釜にすべての材料と水190㎖を入れ、炊飯する。

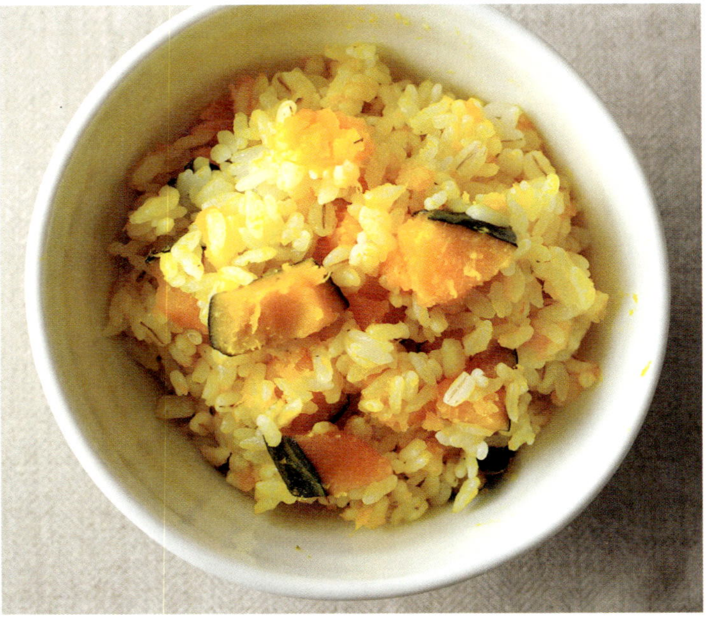

1人分
エネルギー 273 kcal
食物繊維 4.4g | 塩分 0g

汁物はお腹を温める安心フード。
水溶性食物繊維が豊富な海藻類、
不溶性食物繊維が多い根菜や野菜を具に使い、
みそ、豆乳、鶏スープなど異なる風味を楽しみましょう。

食物繊維たっぷりのスープ

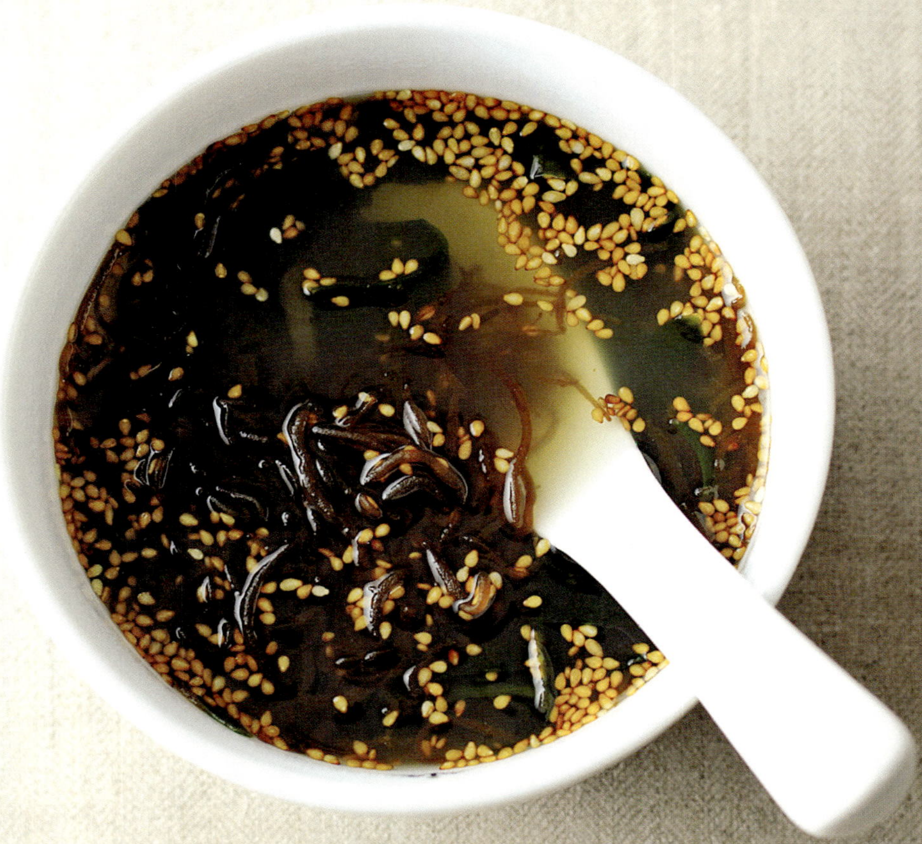

辛くない手間なし韓国風スープ
もりもり海藻スープ

材料（1人分）
もずく（塩蔵でない）……30g
カットわかめ……2g
鶏ガラスープ……1と¼カップ
白いりごま……小さじ1

作り方
1 わかめは水で戻してざるにあげ、水けをきる。
2 鍋に1と残りの材料をすべて入れ、ひと煮立ちさせる。

1人分	
エネルギー 21 kcal	
食物繊維 1.5g	塩分 0.4g

ボリュームたっぷりの汁物

さつまいもときのこのみそ汁

材料(1人分)

さつまいも	小½個(80g)
しめじ	½パック
にんじん	10g
だし汁	1と¼カップ
みそ	小さじ1

作り方

1 さつまいもは食べやすい大きさに切る。しめじは石づきを除いてほぐす。にんじんは細切りにする。

2 鍋に1とだし汁を入れ、中火にかける。ひと煮立ちしたら火を止め、みそを溶き入れる。

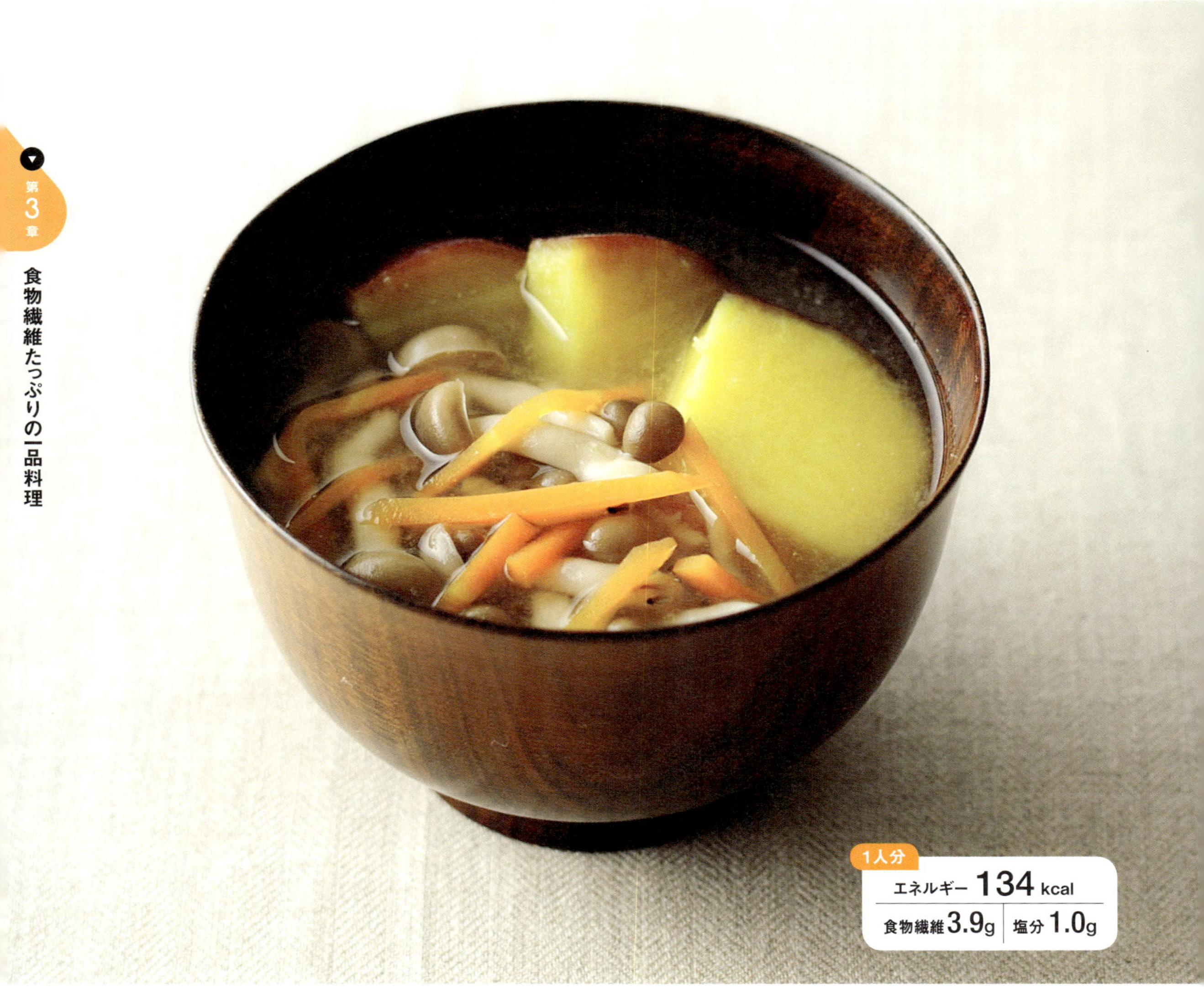

1人分
エネルギー 134 kcal
食物繊維3.9g 塩分1.0g

バターの風味豊かで、消化吸収もバツグン!

にんじんのポタージュ

材料（1人分）

にんじん	⅕本(30g)
玉ねぎ	⅕個(40g)
れんこん	⅕節(40g)
バター	小さじ2(8g)
豆乳	100mℓ
コンソメ(顆粒)	少量

作り方

1 にんじん、玉ねぎ、れんこんは薄切りにする。

2 鍋にバターを熱して1を炒め、野菜に火が通ったら水½カップを加え、ひと煮立ちさせる。火を止め、粗熱をとる。

3 ミキサーに移して撹拌し、2の鍋に戻し、豆乳とコンソメを加えて弱火で温める。

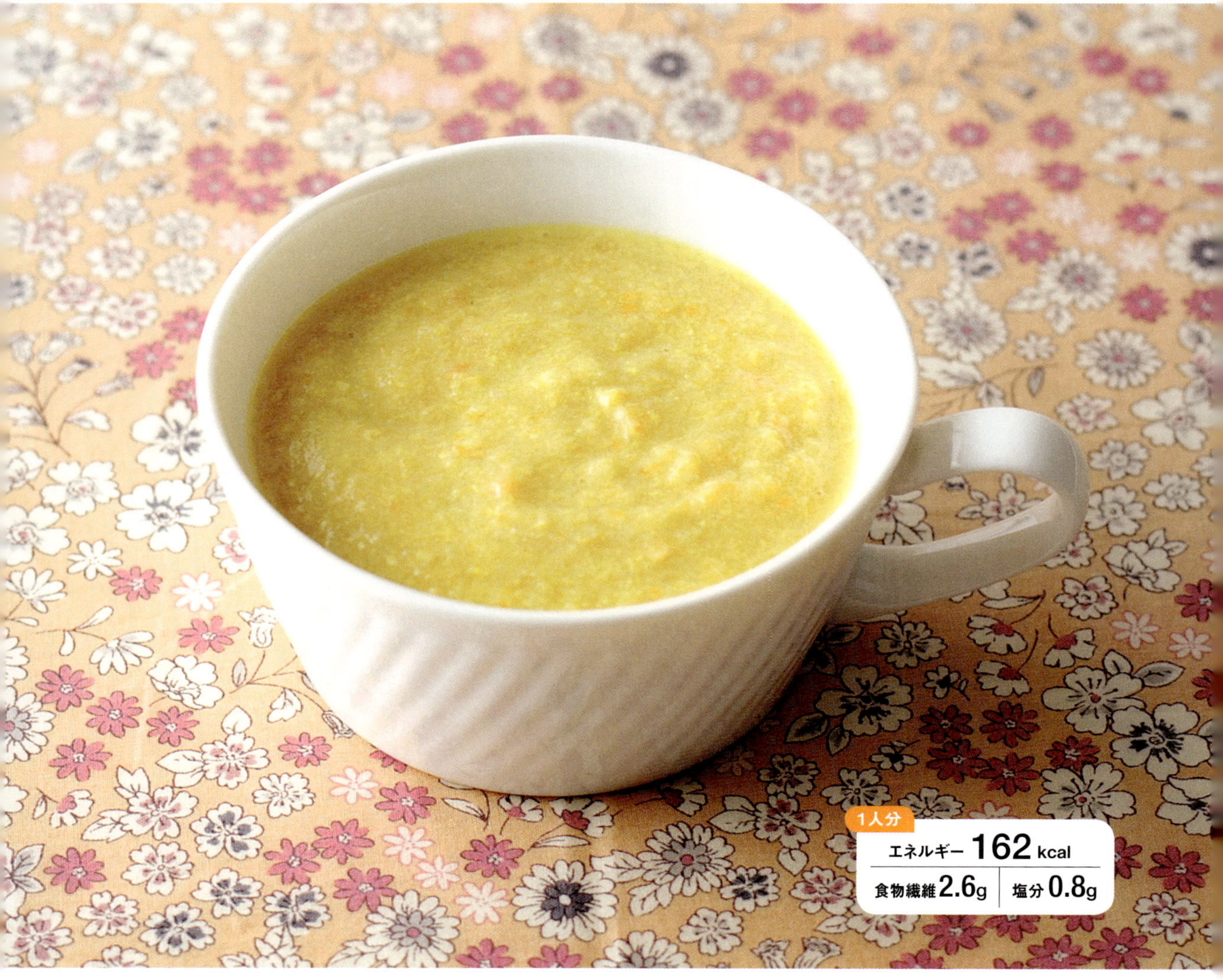

1人分

エネルギー 162 kcal

食物繊維 2.6g | 塩分 0.8g

**オクラの粘りが
食材全体をまとめます**

ひじきとオクラのスープ

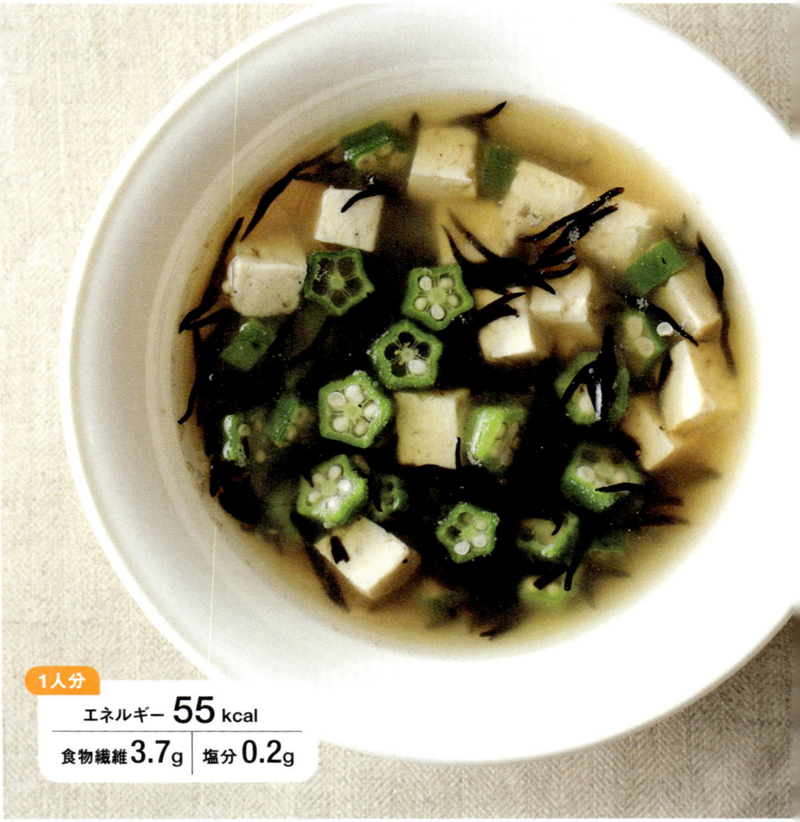

1人分

エネルギー 55 kcal

食物繊維 3.7g　塩分 0.2g

材料（1人分）

ひじき（乾燥）	4g
オクラ	3本（30g）
豆腐	⅒丁（30g）
鶏ガラスープ	1カップ
ごま油	小さじ½

作り方

1. 豆腐は1.5cm角に、オクラは小口切りにする。ひじきは水で戻しておく。
2. 鍋に1と鶏ガラスープを入れて中火にかける。ひと煮立ちしたら、ごま油を加える。

重湯のような食感のファイバースープ

大根と山いものスープ

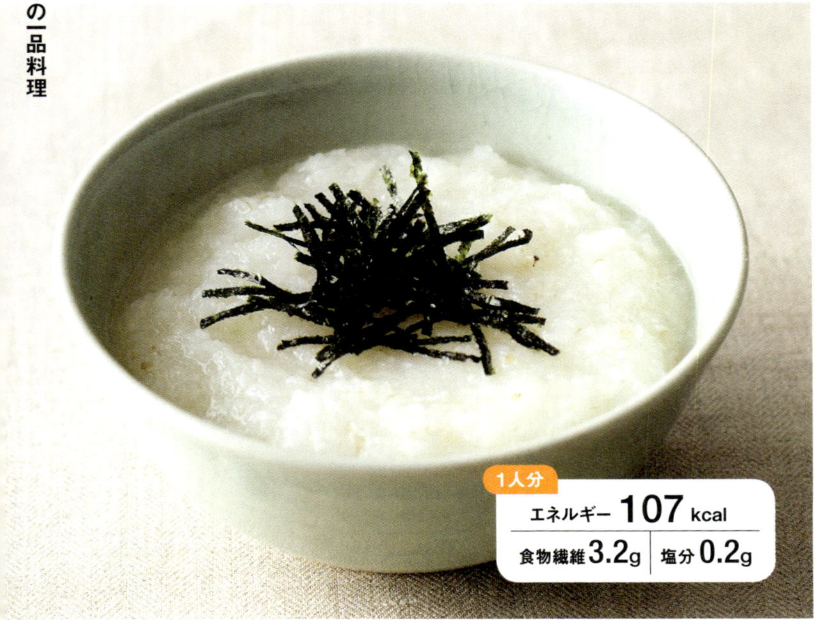

1人分

エネルギー 107 kcal

食物繊維 3.2g　塩分 0.2g

材料（1人分）

大根	4〜5cm
山いも	⅓本（70g）
だし汁	1と¼カップ
刻みのり	少量

作り方

1. 大根と山いもは皮をむき、すりおろす。
2. 鍋にだし汁を入れてひと煮立ちさせ、1を加えて好みのとろみになるまで弱火で煮る。
3. 器に盛り、のりをのせる。

いも類、大豆や大豆製品、野菜を
肉、魚、卵と上手に組み合わせるだけ。
これでたんぱく質をしっかりとりつつ
食物繊維も補える主菜レシピのでき上がりです。

食物繊維たっぷりの
主菜

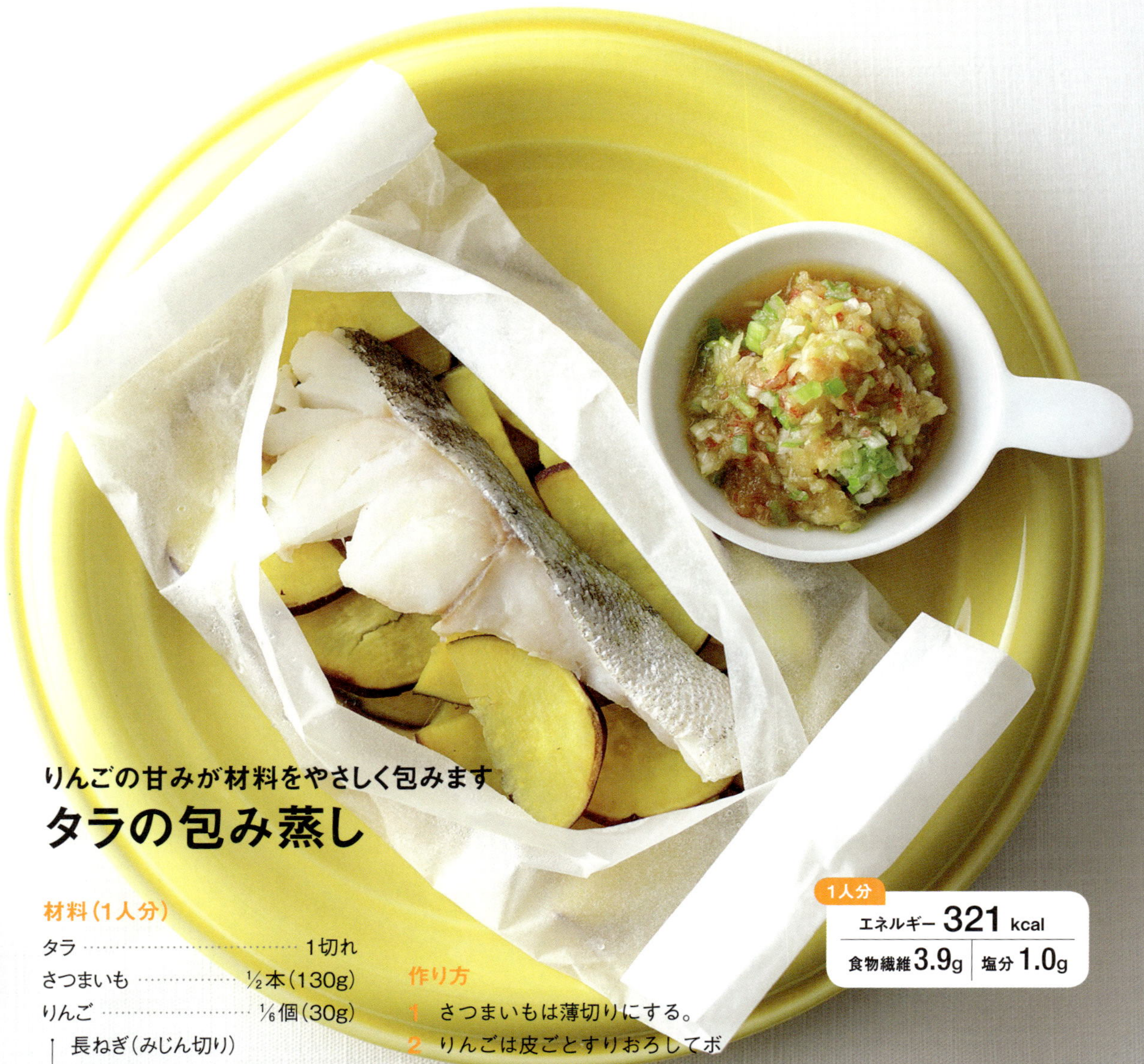

りんごの甘みが材料をやさしく包みます
タラの包み蒸し

1人分
エネルギー 321 kcal
食物繊維3.9g　塩分1.0g

材料(1人分)

タラ	1切れ
さつまいも	½本(130g)
りんご	⅙個(30g)
A 長ねぎ(みじん切り)	10㎝分(20g)
A しょうゆ	小さじ1
A ごま油	小さじ1強

作り方

1 さつまいもは薄切りにする。
2 りんごは皮ごとすりおろしてボウルに入れ、Aと混ぜ合わせる。
3 オーブンシートもしくはアルミ箔などに1を敷き、上にタラをのせて包む。耐熱皿にのせ、蒸気が上がった蒸し器で15～20分蒸し、2を添える。

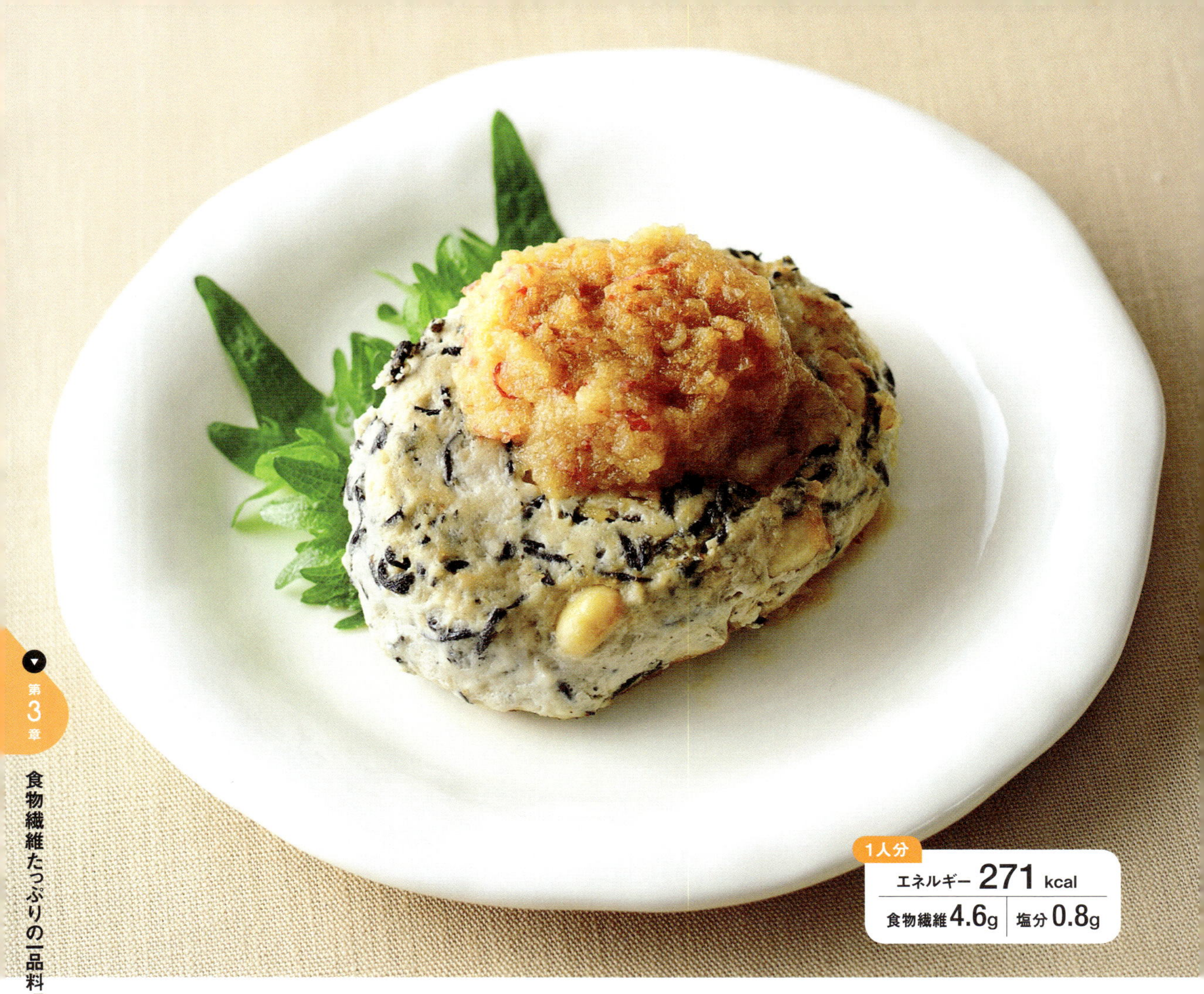

1人分
エネルギー 271 kcal
食物繊維 4.6g ｜ 塩分 0.8g

大豆がゴロゴロと入って食べ応えも◎

和風ひじきハンバーグ

材料（1人分）

ひじき（乾燥）……3g
鶏ひき肉……80g
豆腐……⅙丁（50g）
ゆで大豆……30g
青じそ……2枚
サラダ油……小さじ½
A りんご（すりおろし）……⅕個分（40g）
A ポン酢しょうゆ……小さじ1

作り方

1 ひじきは水で戻しておく。
2 ボウルにひき肉、1、豆腐、大豆を入れて手でよく練り混ぜる、丸く成型する。
3 フライパンにサラダ油を熱し、中火で2の両面を焼く。
4 器に青じそを敷き、2を盛り、混ぜ合わせたAをかける。

注目の ちょい足し 食物繊維

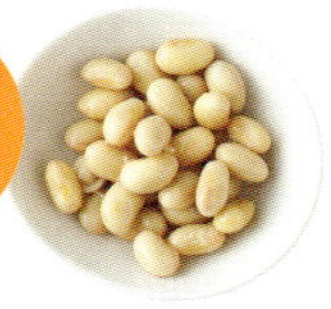

ゆで大豆

ゆで大豆は手軽に食物繊維の摂取量を増やせるちょい足し食材。さらに、腸内環境を整えるオリゴ糖も含まれます。

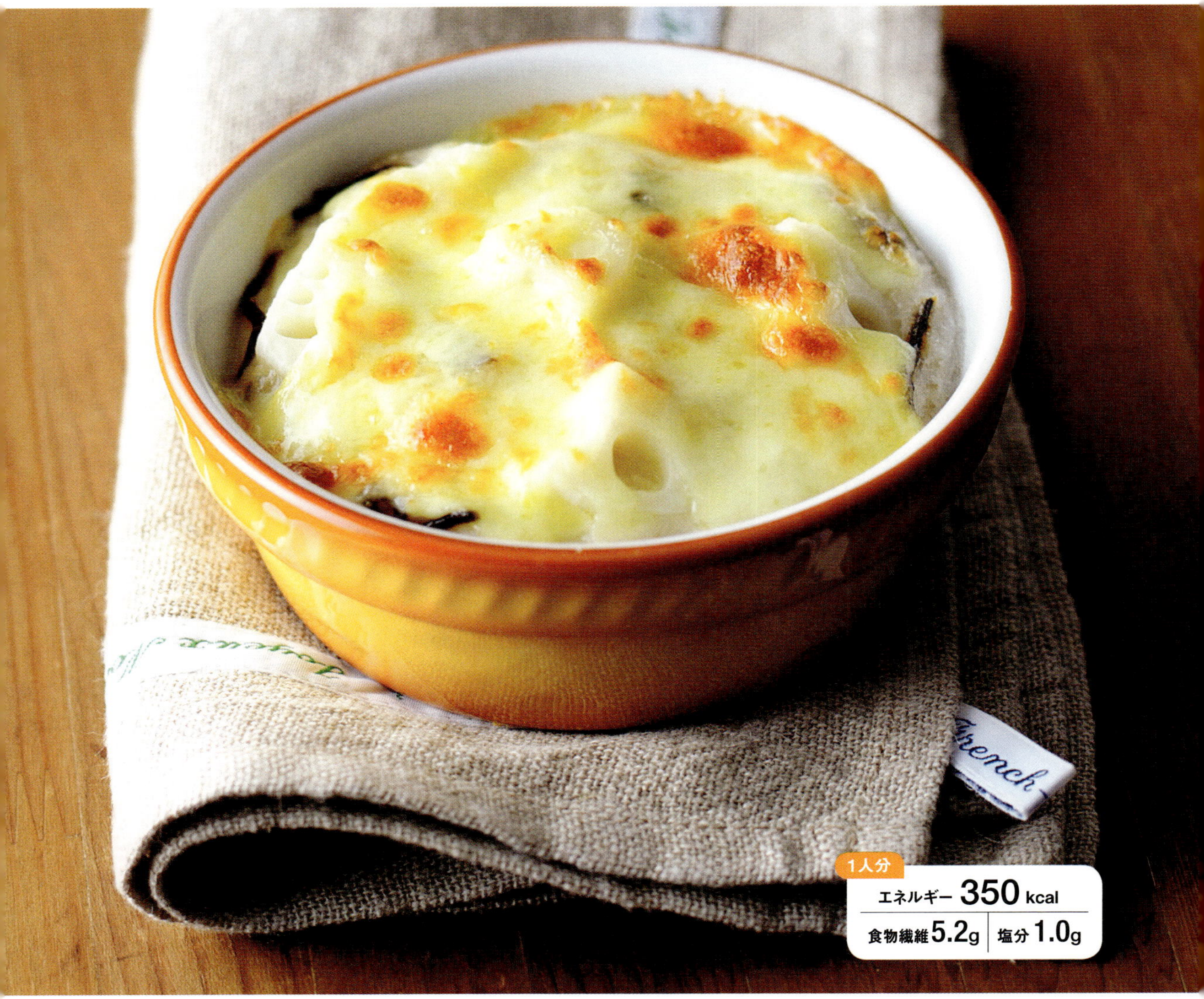

1人分
エネルギー 350 kcal
食物繊維 5.2g | 塩分 1.0g

塩昆布が調味料代わりです

山いもとれんこんのグラタン

材料（1人分）

- 山いも …… 3/5本（150g）
- れんこん …… 1/5節（50g）
- 塩昆布 …… 3g
- ピザ用チーズ …… 30g

作り方

1 山いもは火であぶってひげ根を焼き、皮をよく洗う。皮つきのまますりおろし、ボウルに入れて塩昆布を混ぜる。

2 れんこんは半月切りにしてゆで、粗熱をとる。

3 耐熱容器に2を敷き、1を流し入れてチーズをのせ、トースターで約8分焼く。

肉はさっぱり、野菜もたっぷり食べられます

キャベツと豚肉の重ね蒸し

材料（1人分）

- キャベツ …… ¼玉
- 豚もも薄切り肉 …… 4枚（100g）
- 小ねぎ …… 2本
- ポン酢しょうゆ …… 大さじ1

作り方

1. 小ねぎは小口切りにする。豚肉は食べやすい大きさに切る。
2. キャベツの葉の間に豚肉をはさむ。
3. 耐熱容器に2を入れてふんわりとラップをかけ、電子レンジで約4分加熱する。
4. 器に3を盛り、ポン酢をかけ、小ねぎをのせる。

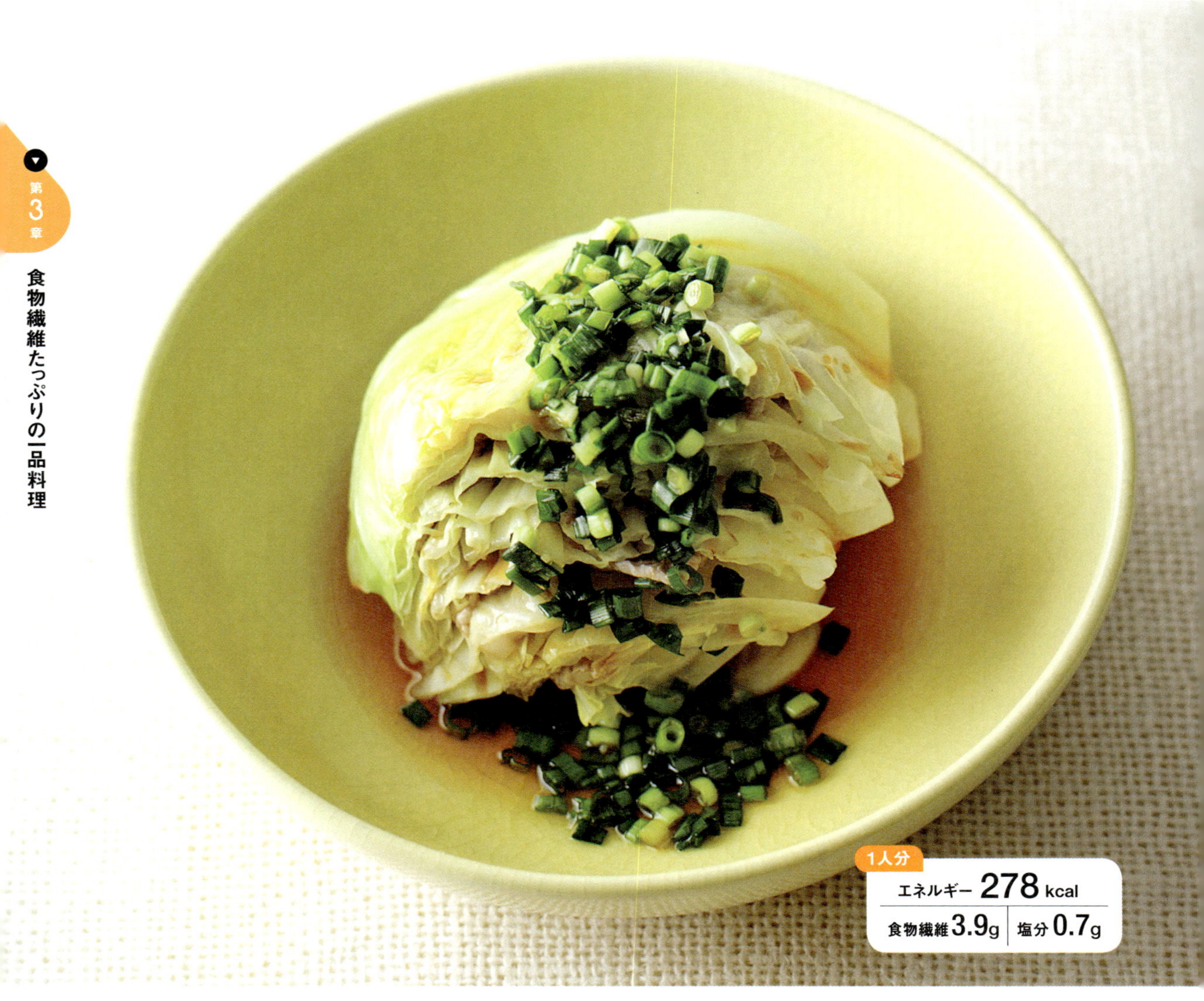

1人分

エネルギー 278 kcal

食物繊維 3.9g ｜ 塩分 0.7g

第3章 食物繊維たっぷりの一品料理

豆腐の甘みをしっかり楽しめる!

豆腐ステーキ きのこあんかけ

材料（1人分）

木綿豆腐	½丁（150g）
れんこん	20g
豚ひき肉	30g
えのきたけ	½束（50g）
しめじ	⅕パック（20g）
みつば	1本（5g）
サラダ油	小さじ½
A だし汁	1カップ
A めんつゆ（3倍濃縮）	小さじ2
B 片栗粉	小さじ1
B 水	小さじ2

作り方

1 豆腐はキッチンペーパーに包んで20分ほどおき水きりをする。

2 れんこんは1cm角に切る。きのこ類は石づきを除いてほぐす。みつばは2cm長さに切る。

3 フライパンにサラダ油を熱し、豆腐の両面を焼き、器に盛る。

4 3のフライパンにひき肉、れんこん、きのこ類を入れて炒め、Aを加えて煮る。ひと煮立ちしたらBを加え、とろみをつける。

5 3に4をかけ、みつばをのせる。

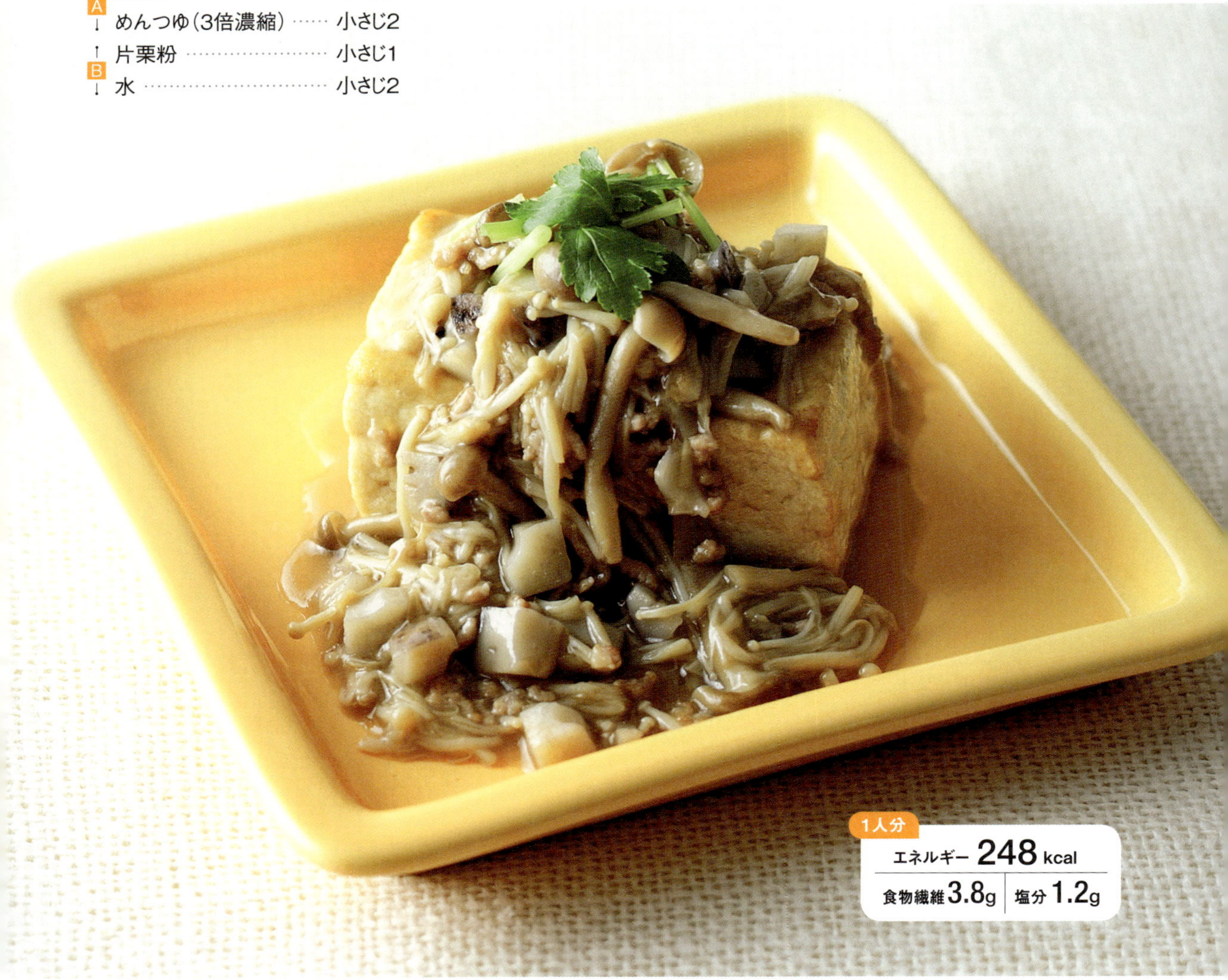

1人分
エネルギー 248 kcal
食物繊維 3.8g　塩分 1.2g

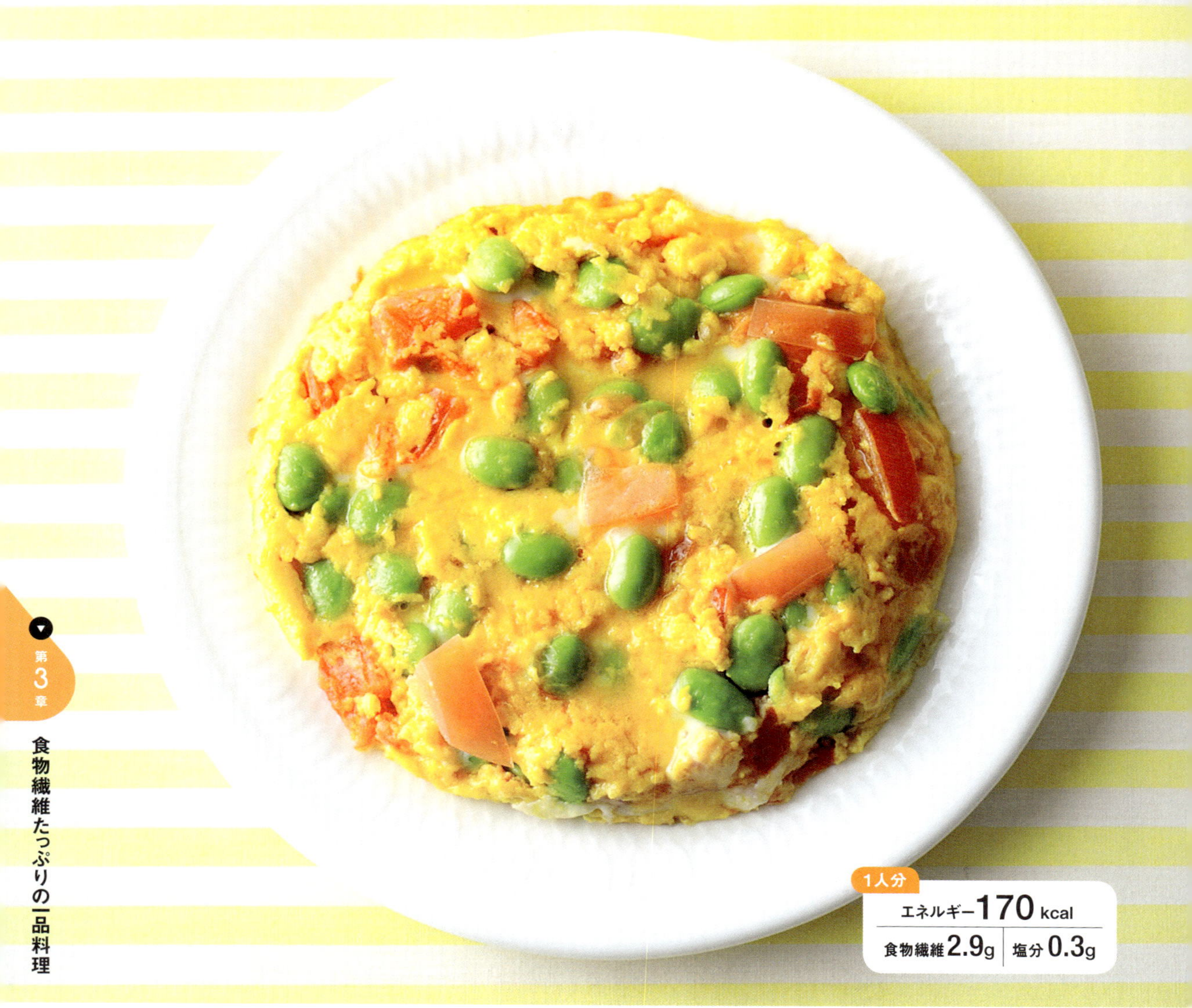

1人分
エネルギー170 kcal
食物繊維2.9g｜塩分0.3g

バターのコクで味をまとめます

枝豆とトマトのオムレツ

材料（2人分）

- 卵 …… 2個
- 枝豆（さやをはずしたもの）…… 100g
- トマト …… ½個（80g）
- バター …… 小さじ2（8g）

作り方

1. トマトは2㎝角に切る。
2. ボウルに卵を割りほぐし、1と枝豆を加え、さらによく混ぜる。
3. フライパンにバターを熱し、2を流し入れ、ふたをして3分焼く。かたまってきたら、裏返して約2分焼く。

便秘が強く出ている人には

食物繊維量を増やす手軽な方法は粉寒天を混ぜること。あるいは、水で戻した糸寒天を加えてもOK。味が変わらないのでおすすめです。また、電子レンジで加熱したおからを少量加える方法もあります。

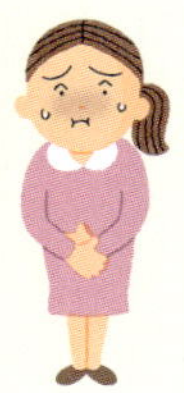

寒天
で食物繊維アップ

いつもの料理にプラスして食物繊維量アップ。
寒天の活用法はP80のコラムも参照ください。

寒天でタルタルに
コクをプラス

ホタテのソテー 寒天タルタルソースがけ

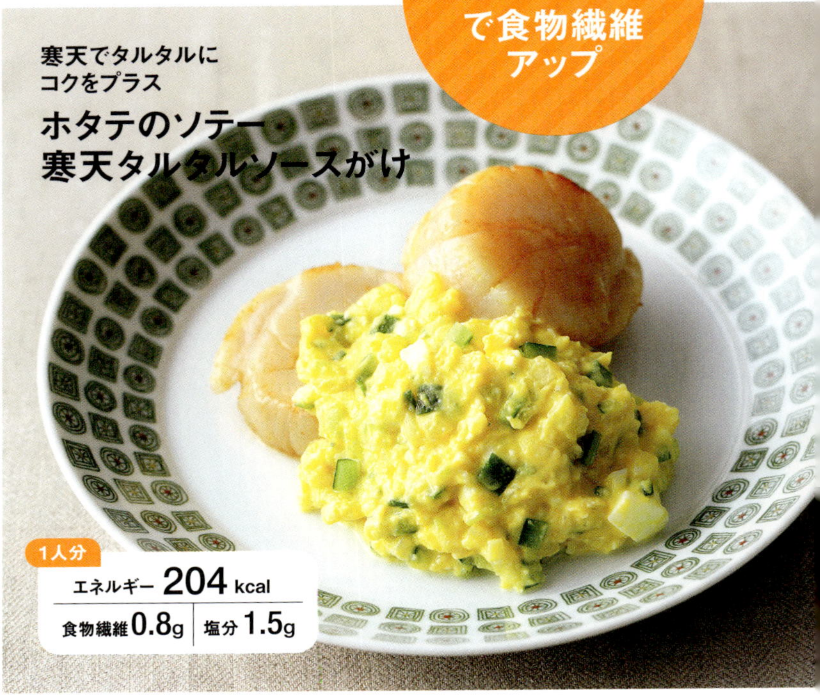

材料（1人分）

粉寒天	2g
豆腐	1/8丁（25g）
ゆで卵	1個
玉ねぎ	1/8個（25g）
きゅうり	1/4本（25g）
ホタテ貝柱	2個（84g）
塩	少量
バター	小さじ1強（5g）

作り方

1. ゆで卵、玉ねぎ、きゅうりはみじん切りにする。
2. ボウルに豆腐と粉寒天を入れて混ぜ、1も加えて混ぜ、塩で味を調える。
3. フライパンにバターを熱し、ホタテの両面を焼く。
4. 3を器に盛り、2をかける。

1人分
エネルギー 204 kcal
食物繊維 0.8g | 塩分 1.5g

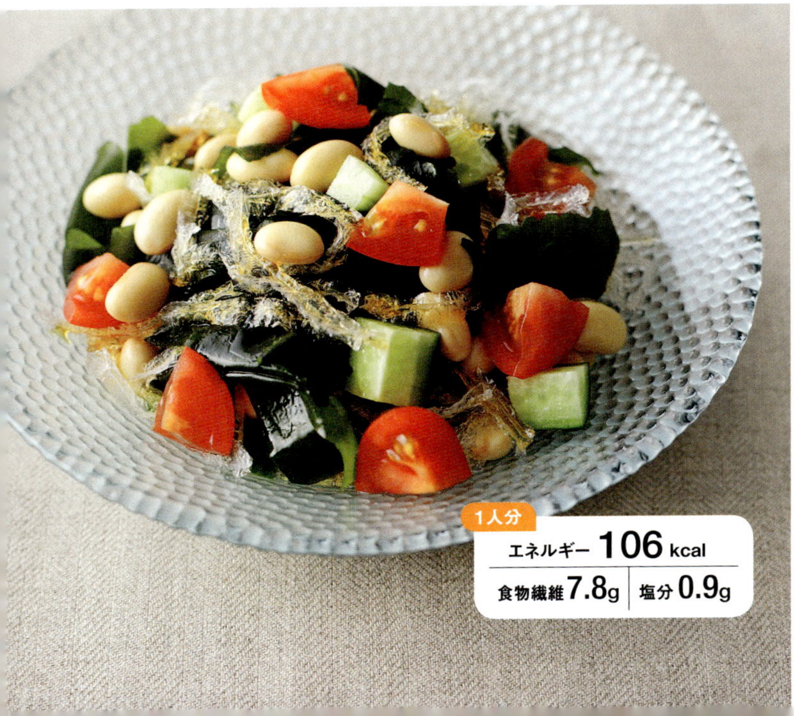

1人分
エネルギー 106 kcal
食物繊維 7.8g | 塩分 0.9g

食べ応えのあるサラダです

糸寒天と大豆のサラダ

材料（1人分）

糸寒天	4g
ゆで大豆	1/3カップ（50g）
カットわかめ	2g
きゅうり	3/5本（30g）
ミニトマト	2個
ポン酢しょうゆ	小さじ2

作り方

1. 糸寒天、わかめはそれぞれ水で戻し、ざるにあげて水けをきる。
2. きゅうりは1cm角に、ミニトマトは4等分に切り、さらに半分に切る。
3. ボウルにすべての材料を入れて混ぜ合わせる。

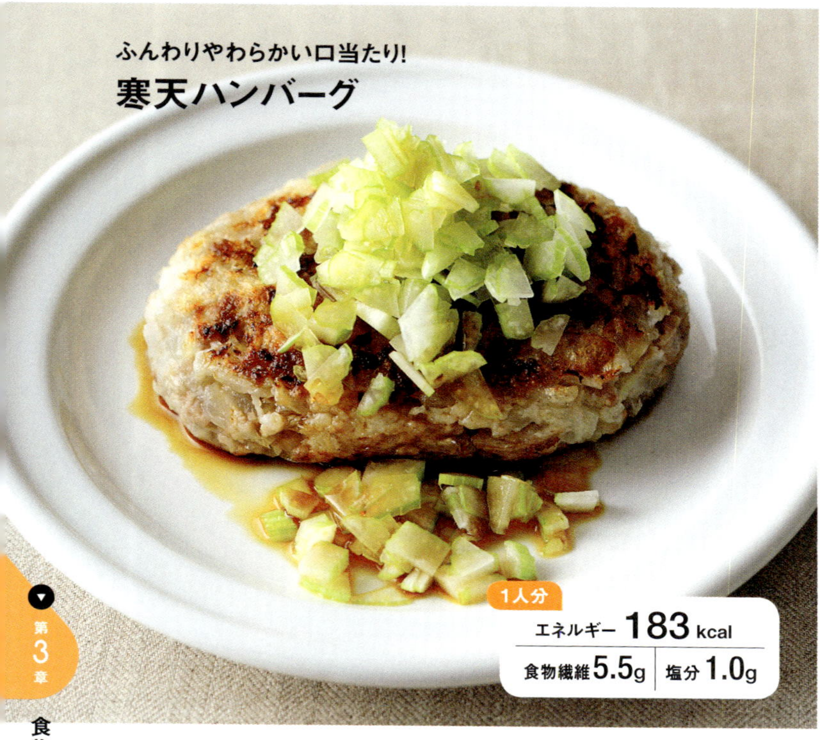

ふんわりやわらかい口当たり!

寒天ハンバーグ

1人分
エネルギー 183 kcal
食物繊維 5.5g　塩分 1.0g

材料（1人分）

棒寒天	$\frac{2}{3}$本（5g）
豚ひき肉	50g
玉ねぎ	$\frac{1}{4}$個（50g）
長いも	$\frac{1}{4}$本（50g）
セロリ	$\frac{1}{3}$本（30g）
ポン酢しょうゆ	大さじ1

作り方

1 棒寒天は水で戻し、水けをきってから手で小さくちぎる。
2 玉ねぎはみじん切りにする。長いもは火であぶってひげ根を焼き、皮をよく洗ってから皮つきのまますりおろす。
3 ボウルにひき肉と1、2を入れてよく混ぜ、丸く成型し、フライパンで両面を焼く。
4 セロリはみじん切りにし、ポン酢を加えて混ぜ合わせる。
5 器に3を盛り、4をかける。

マンゴーのやさしい甘さが
素材を引き立てる

揚げない寒天エビマヨ

材料（1人分）

粉寒天	3g
むきエビ	6尾（100g）
玉ねぎ	$\frac{1}{8}$個（25g）
マンゴー	$\frac{1}{2}$個（50g）
A マヨネーズ	大さじ1と$\frac{2}{3}$（20g）
A レモン汁	小さじ2

作り方

1 鍋に湯を沸かし、エビを2分ほどゆでてざるにあげ、水けをきる。玉ねぎはみじん切りにする。マンゴーは皮をむきひと口大に切る。
2 ボウルに粉寒天とA、マンゴー、玉ねぎを入れ、マンゴーをつぶすようによく混ぜ合わせる。エビを加えて混ぜる。

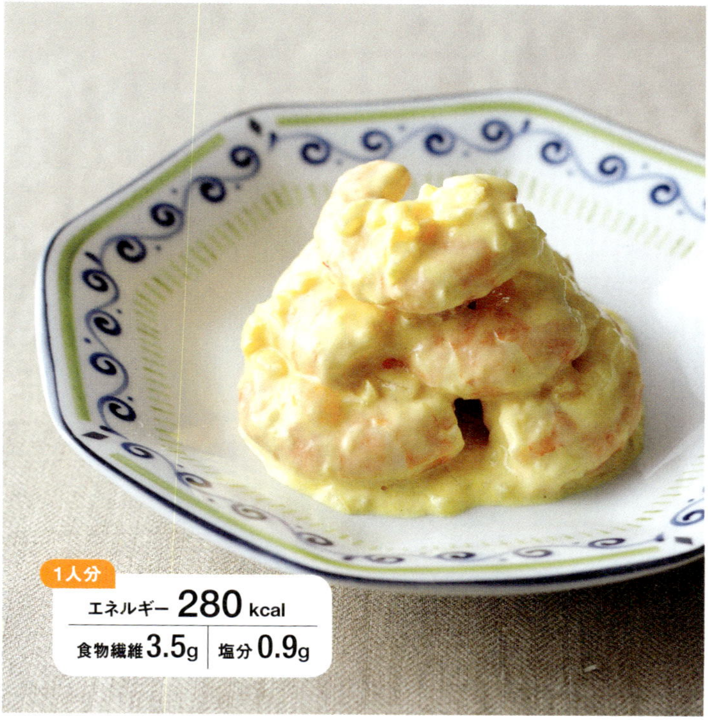

1人分
エネルギー 280 kcal
食物繊維 3.5g　塩分 0.9g

Column

食物繊維も豊富なヘルシーフード

寒天活用術

テングサやオゴノリなどの海藻から作られる寒天は、食物繊維のかたまり。食物繊維の含有量は棒寒天で100gあたり74.1gと食品中トップクラス。寒天は、棒寒天、糸寒天、粉寒天の３種類。

具材をかためる場合は、煮溶かして使うのが基本ですが、手軽に食物繊維をとるには粉寒天が重宝します。ごはんを炊くときに粉寒天を加えれば、もちもちとした食感の寒天ごはんのでき上がり。糸寒天は水で戻したらそのまま食べられるので、春雨のような感覚でサラダや酢の物に利用するといいでしょう。

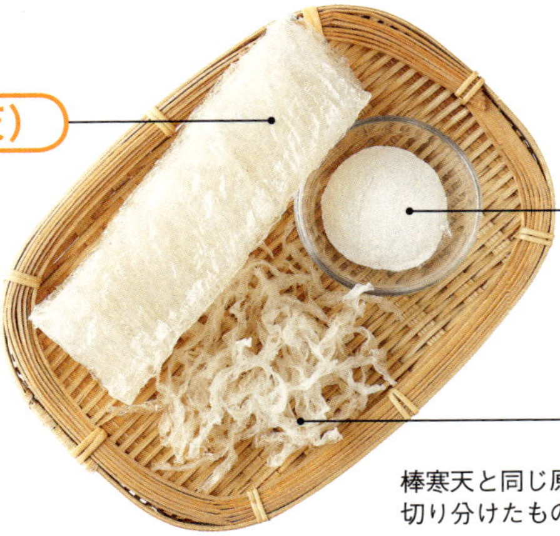

棒寒天（角寒天）
原料を煮溶かし、ろ過してかためたものを棒状に切り乾燥させたもの。

粉寒天
寒天から水分を抜き、粉砕したもの。

糸寒天
棒寒天と同じ原料を使い、ところてん状に切り分けたものを乾燥させ糸状にしたもの。

使い方の例

- 白米と一緒に炊く
- 自家製パンの中に入れる
- みそ汁の具として使う
- 卵焼きなどに加える
- ソースの材料として使う
- 牛乳かんやフルーツかんなどのデザート作りに

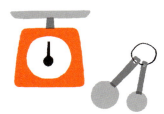

第4章

発酵食品で腸内環境改善レシピ

腸内の善玉菌を増やす働きがある発酵食品は
過敏性腸症候群の症状を緩和する鍵食材です。
身近な食材であるヨーグルトと
調味料としても使える甘酒のレシピを紹介します。

ヨーグルトを使って

乳酸菌たっぷりのヨーグルトは
腸内環境を整えてくれるヘルシー食材。
ソースや調味料としても大活躍します。

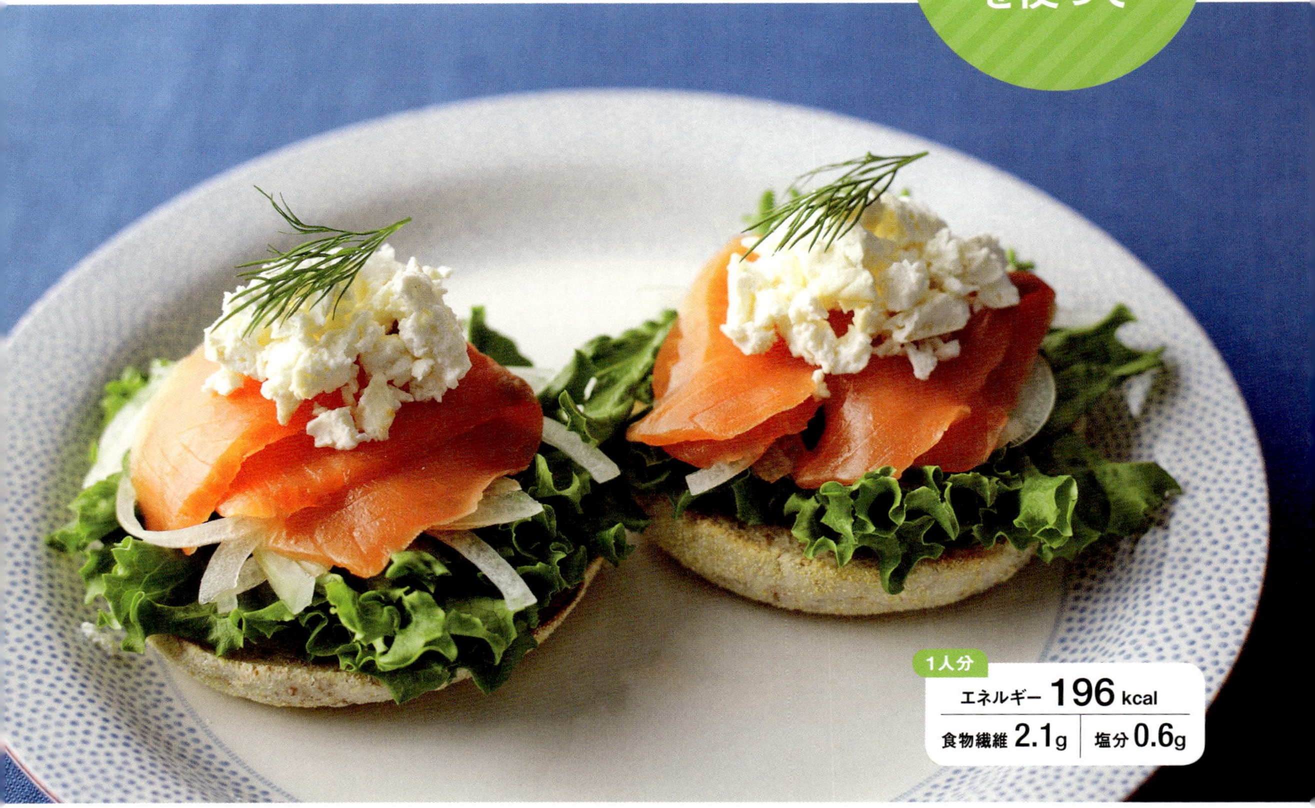

1人分
エネルギー 196 kcal
食物繊維 2.1g | 塩分 0.6g

ヨーグルトがカッテージチーズのようになります

焼きヨーグルトのオープンサンド

材料(1人分)

焼きヨーグルト(作り方は右参照) …… 45g
イングリッシュマフィン(全粒粉) …… 1個
玉ねぎ …… 1/8個(20g)
スモークサーモン(薄切り) …… 4枚(40g)
リーフレタス …… 1枚(6g)

作り方

1 玉ねぎは薄切りにする。レタスは手でちぎる。
2 マフィンは横半分に切り、トースターで焼く。
3 2にレタス、玉ねぎ、スモークサーモン、焼きヨーグルトを等分にのせ、ディル(分量外)をのせる。

焼きヨーグルトの作り方

1 ヨーグルトはキッチンペーパーを敷いたざるに入れ、30分ほど水きりをする。
2 1を耐熱容器に入れ、トースターで8分焼き、水けを飛ばす。ヨーグルト450gで200gの焼きヨーグルトができる。冷蔵庫で3日間保存可能。

野菜のおいしさが引き立つ一皿

ヨーグルト温サラダ

材料（1人分）

カリフラワー …………… 1/3個（80g）
アスパラガス …………… 2本（30g）
水きりヨーグルト（作り方はP33参照）
…………………………………… 70g
A オリーブオイル ………… 小さじ1
A 塩 ………………………… 少量

作り方

1 カリフラワー、アスパラガスは食べやすい大きさに切る。
2 耐熱皿に1を並べ、ラップをふんわりとかけて電子レンジで約2分加熱する。
3 ボウルにAを合わせ、水きりヨーグルトを加えて混ぜ、2を和える。

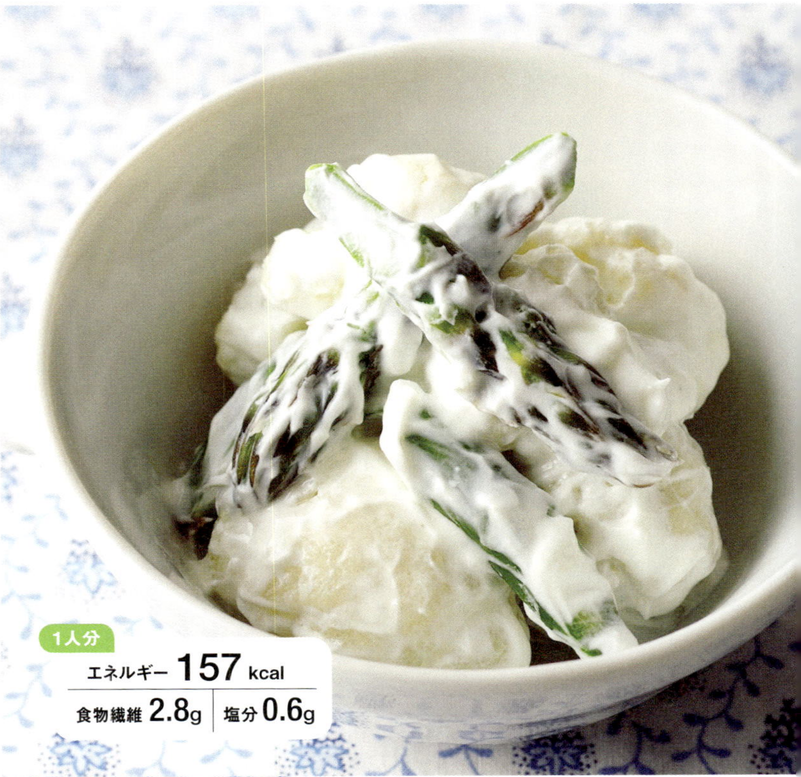

1人分
エネルギー 157 kcal
食物繊維 2.8g　塩分 0.6g

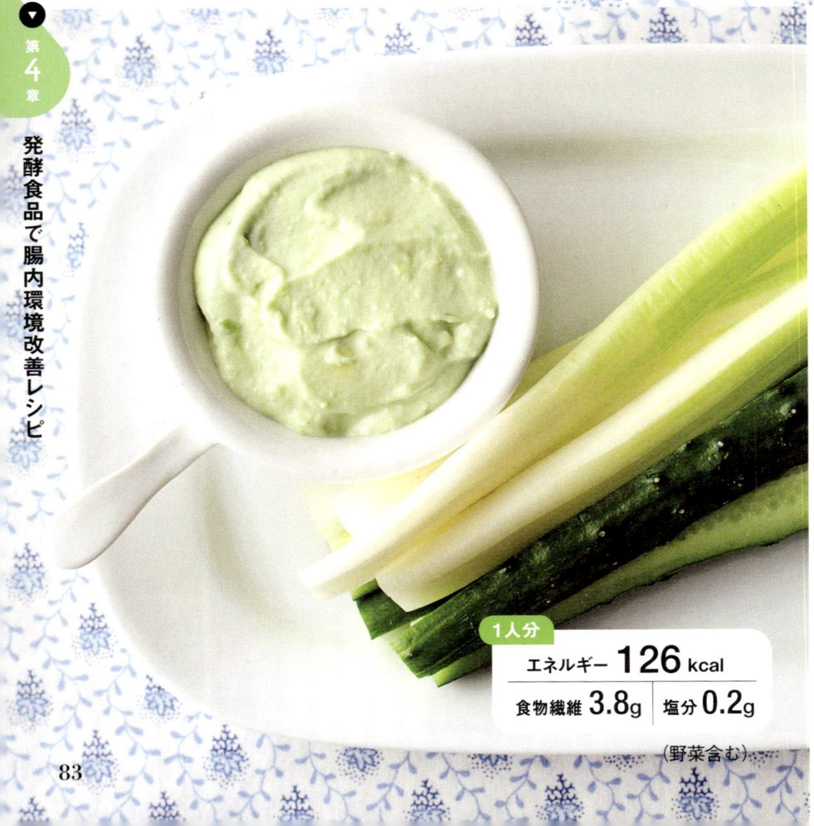

1人分
エネルギー 126 kcal
食物繊維 3.8g　塩分 0.2g
（野菜含む）

にんにくやオイルを使わない
ワカモレ風ディップ

アボカドのディップ

材料（1人分）

水きりヨーグルト（作り方はP33参照）
…………………………………… 30g
アボカド ………………… 1/4個（30g）
きゅうり ………………… 1本（90g）
セロリ …………………… 1/3本（80g）
レモン汁 ……………… 大さじ2（30g）

作り方

1 きゅうりとセロリはスティック状に切る。
2 アボカドはひと口大に切る。ボウルに水きりヨーグルト、アボカド、レモン汁を入れ、よく混ぜペースト状にする。
3 器に2を盛り、1を添える。

おぼろ昆布がコクをプラスさせます

ヨーグルトとおぼろ昆布のグラタン

材料（1人分）

白菜 ……………………… 1枚（100g）
おぼろ昆布 ……………………… 6g
水きりヨーグルト（作り方はP33参照）
……………………………………… 50g
ピザ用チーズ ………………… 30g

作り方

1. 白菜は細切りにする。
2. ボウルに1とおぼろ昆布、水きりヨーグルトを入れて混ぜ合わせる。
3. 耐熱皿に入れ、チーズをのせ予熱したオーブントースターで8分焼く。

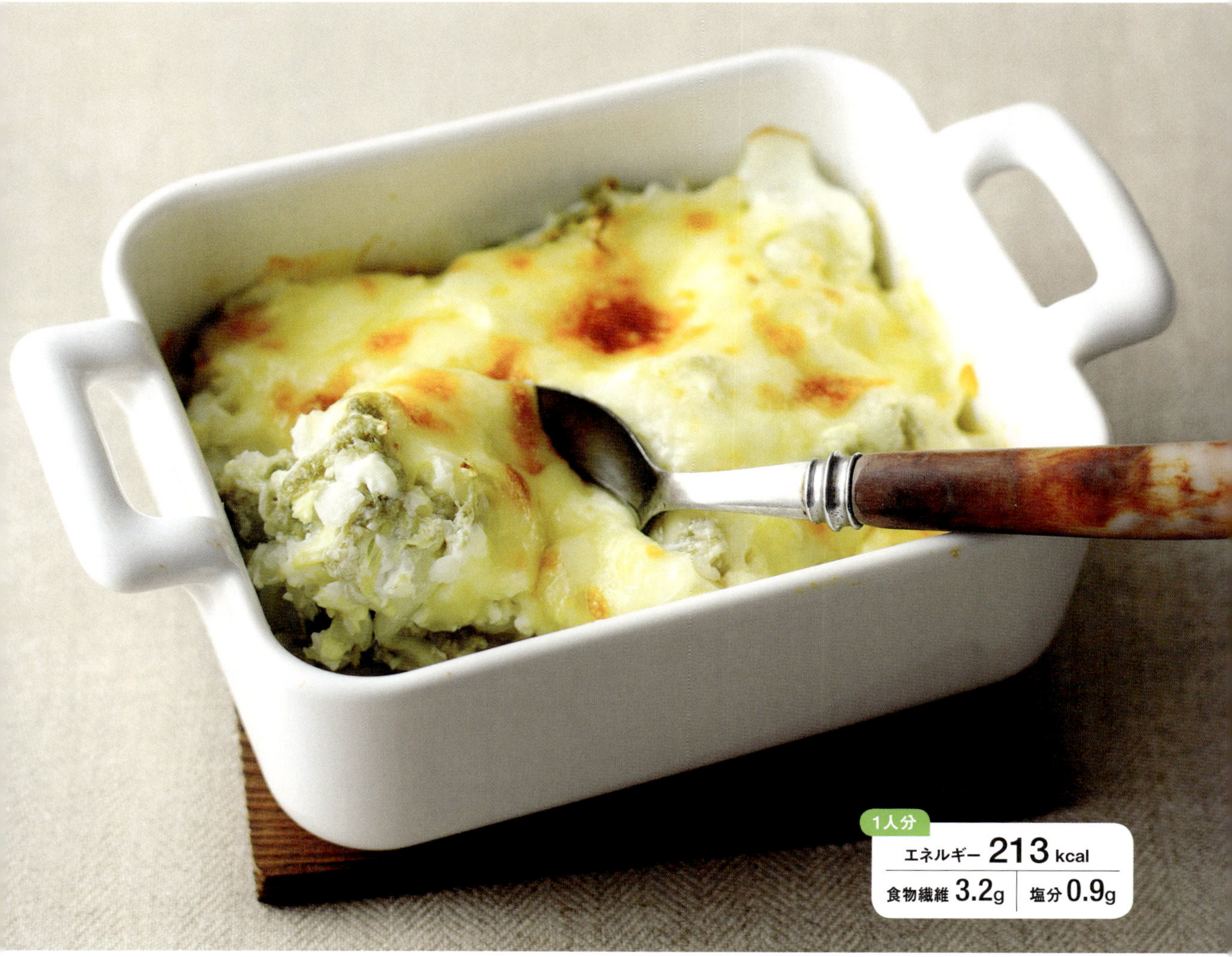

1人分

エネルギー 213 kcal
食物繊維 3.2g ｜ 塩分 0.9g

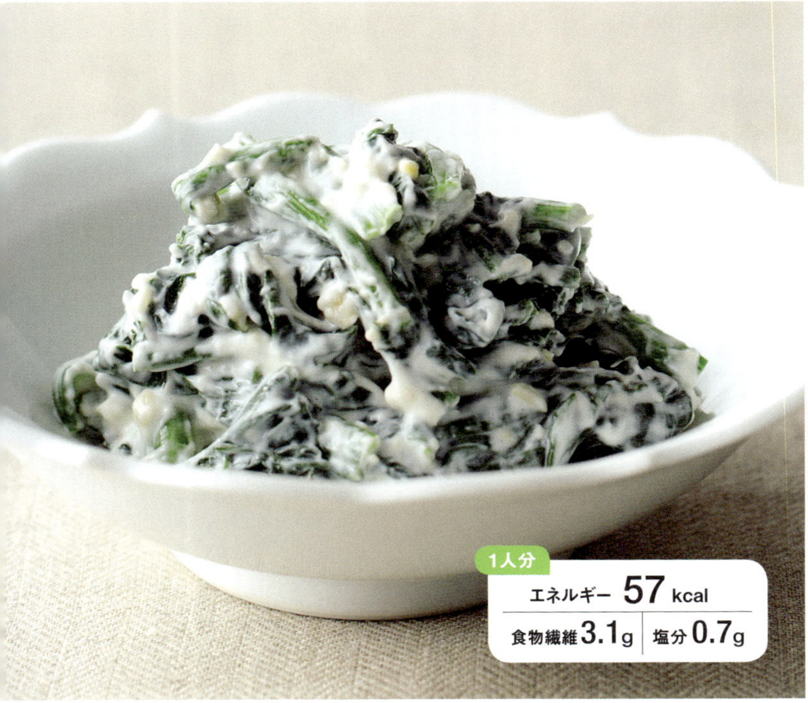

1人分
エネルギー 57 kcal
食物繊維 3.1g | 塩分 0.7g

みその塩分が味を決めます!

ほうれん草のヨーグルト和え

材料(1人分)

ほうれん草 ………… ½束(100g)

A
- プレーンヨーグルト ………… 40g
- みそ ………… 小さじ1

作り方

1 鍋にたっぷりの湯を沸かし、ほうれん草を根元のほうからゆでる。冷水にとって冷まし、水けを絞って食べやすい長さに切る。

2 ボウルにAを入れてよく混ぜ、1を加えて和える。

梅の酸味をヨーグルトがやわらげます

鶏ささみの梅ヨーグルトソース和え

材料(1人分)

鶏ささみ ………… 2本
小ねぎ ………… 1本

A
- 水きりヨーグルト(作り方はP33参照) ………… 45g
- 梅肉 ………… 10g

作り方

1 ささみはすじを取り、食べやすい大きさに切る。小ねぎは小口切りにする。

2 鍋に湯を沸かし、ささみをゆでる。中まで火が通ったらざるにあげ、粗熱を取る。

3 ボウルにAを混ぜ合わせ、2を加えて和える。

4 器に盛り、小ねぎをのせる。

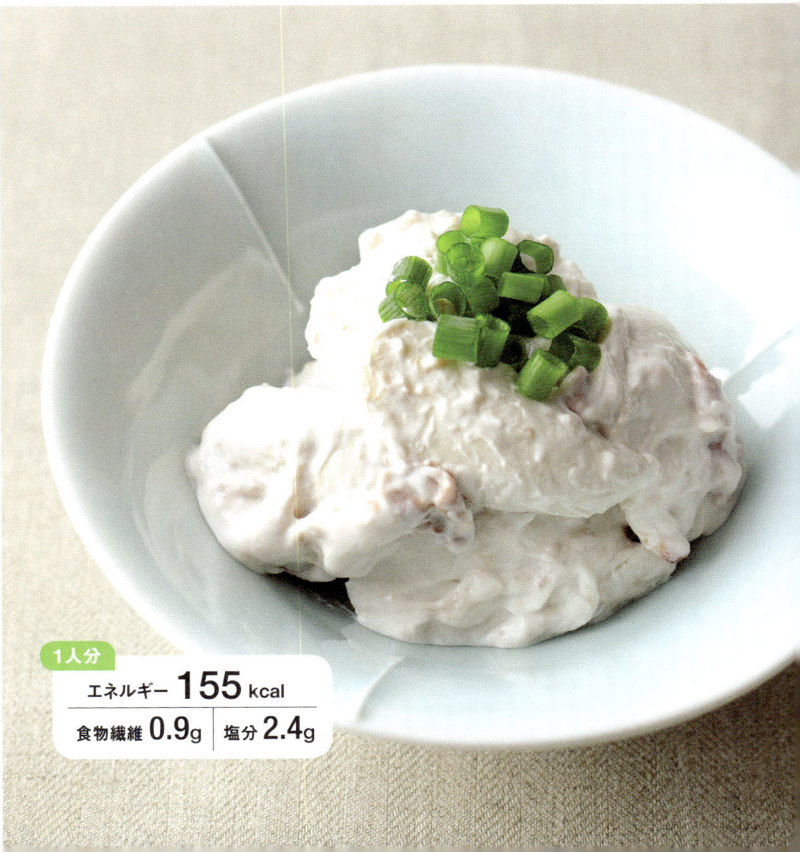

1人分
エネルギー 155 kcal
食物繊維 0.9g | 塩分 2.4g

甘酒は「飲む点滴」といわれるほど栄養価が高く、
腸にやさしい発酵食品。
麹から作られたノンアルコールの甘酒を使います。

甘酒を使って

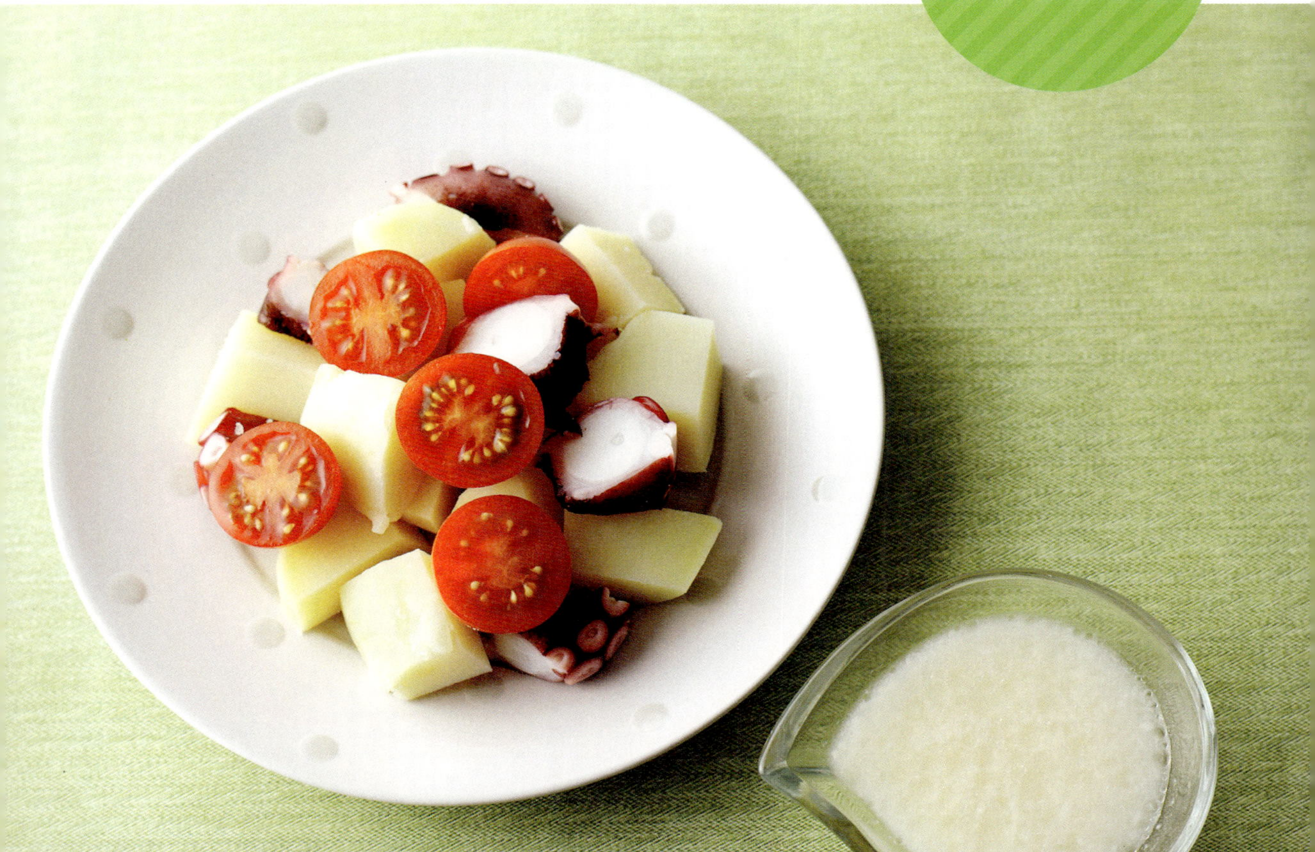

やさしい甘みが素材の引き立て役です

タコとトマトの温サラダ 甘酒ドレッシング添え

材料（1人分）

甘酒	大さじ3
じゃがいも	1個（120g）
ゆでタコ	40g
ミニトマト	3個（50g）
A 酢	大さじ1
A エゴマ油（なければオリーブオイル）	小さじ2

作り方

1 じゃがいもはゆでて皮をむき、粗熱をとる。
2 1を食べやすい大きさに切り、ゆでタコとミニトマトも食べやすい大きさに切る。
3 甘酒とAを混ぜ合わせる。
4 器に2を盛り合わせ、3を添える。

1人分
エネルギー 156 kcal
食物繊維 2.1g　塩分 0.2g
（ドレッシング小さじ２摂取の場合）

そぼろはお弁当や丼にも活用できます

甘酒鶏そぼろのレタス包み

材料（1人分）

甘酒 ………… ½カップ
鶏ひき肉 ………… 100g
みそ ………… 小さじ2
レタス ………… ¼玉

作り方

1 フライパンを熱してひき肉を炒め、甘酒とみそを加えて炒め合わせる。
2 器に盛り、ちぎったレタスを添える。レタスで包んで食べる。

1人分
エネルギー 282 kcal
食物繊維 2.1g ｜ 塩分 1.9g

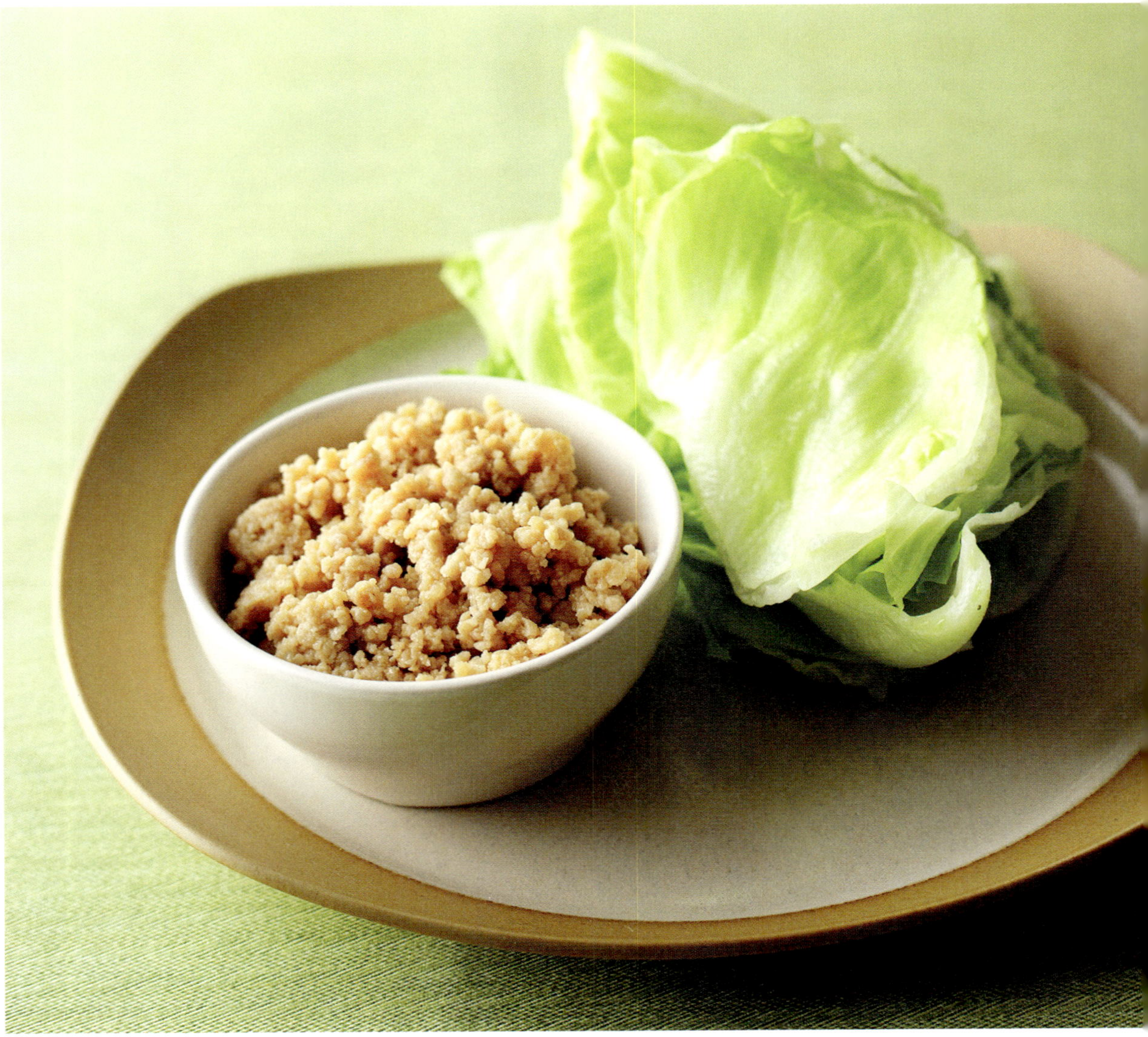

甘酒がメイプルシロップ代わりに!

甘酒フレンチトースト

材料（1人分）

バゲット（フランスパン）
…………………… 2cm厚さ2切れ（60g）
バター（食塩不使用）… 小さじ2（8g）
A 甘酒 ……………………… 1カップ
A 卵 ……………………………… 1個

作り方

1 ボウルにAを混ぜ合わせ、バゲットを加えてしっかり浸す。
2 フライパンにバターを熱し、2の両面を焼く。

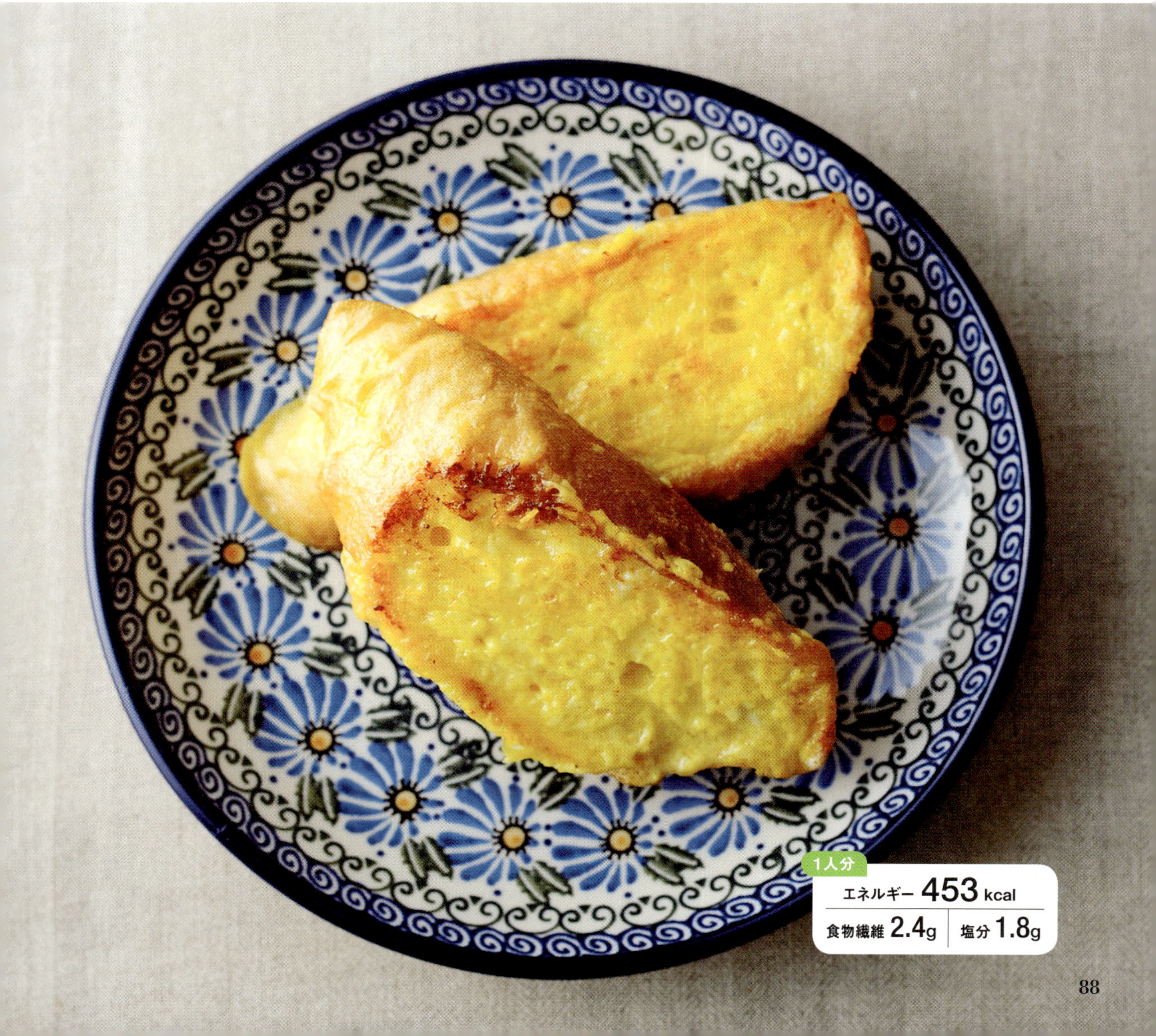

1人分
エネルギー 453 kcal
食物繊維 2.4g ｜ 塩分 1.8g

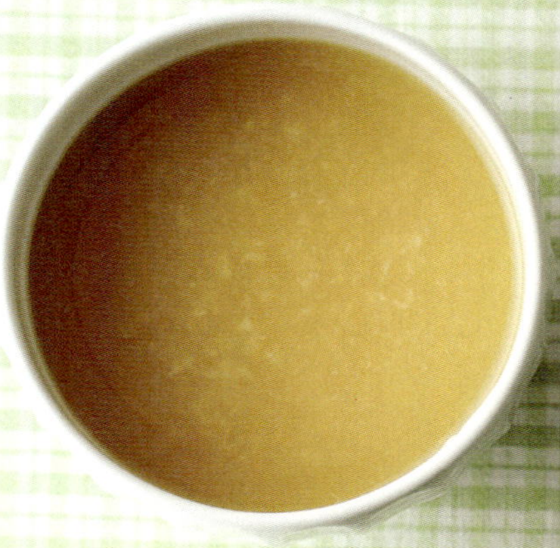

さっぱり風味の甘酒ドリンク

甘酒ほうじ茶ラテ

1人分
エネルギー105kcal
食物繊維0.5g　塩分0.3g

材料（1人分）

甘酒 …………………… 130mℓ
ほうじ茶 ………………… 70mℓ

作り方

器に熱いほうじ茶を入れ、甘酒を加えて混ぜる。

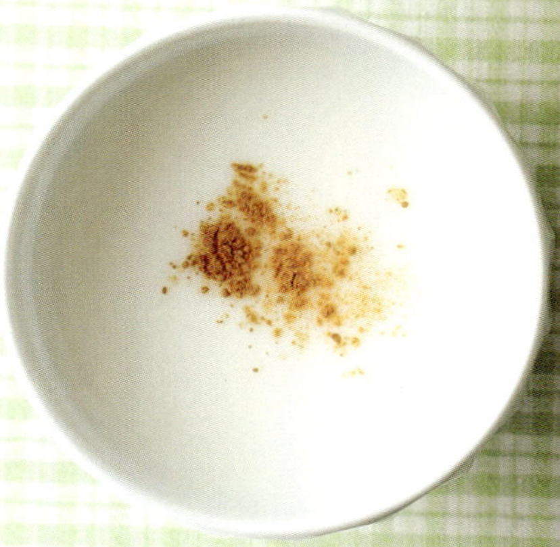

シナモンの甘い香りがポイント

甘酒オレ

1人分
エネルギー148kcal
食物繊維0.4g　塩分0.3g

材料（1人分）

甘酒 …………………… ½カップ
牛乳 …………………… ½カップ
シナモンパウダー ………… 少量

作り方

耐熱容器に牛乳を入れ、電子レンジで45秒温め、甘酒を加え混ぜシナモンをふる。

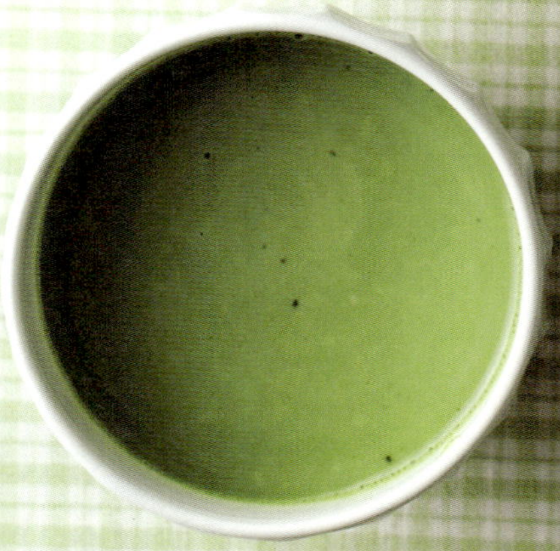

ほんのり甘く、香り高い

甘酒抹茶ラテ

1人分
エネルギー146kcal
食物繊維2.9g　塩分0.2g

材料（1人分）

甘酒 …………………… ½カップ
抹茶 …………………… 大さじ1
豆乳 …………………… ½カップ

作り方

小鍋に豆乳を温め、甘酒と抹茶を加え混ぜる。

便秘型＆下痢型のタイプ別レシピ

本書で紹介しているレシピは、過敏性腸症候群の便秘型や下痢型の両方に有効です。食事についてはそれほど神経質になることはありませんが、それぞれの症状が特に強く出ているときは、左記に気をつけた食事を試してみてもいいでしょう。

便秘の症状が強いとき

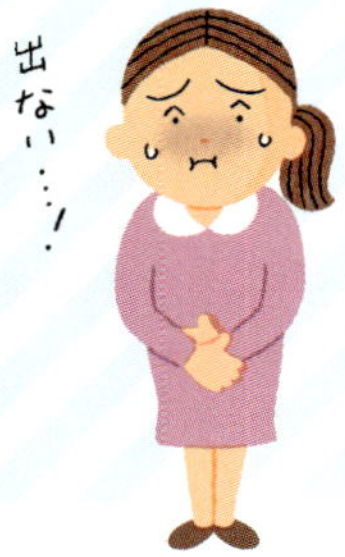

食物繊維の多い食材をとる

便秘は食物繊維の摂取不足で起こります。水溶性と不溶性、２種類の食物繊維をバランスよくとるようにします。偏ると便秘が悪化することも。

水分をとる

腸内で水分を過剰に吸収しているので硬く出にくい便になります。水分を多めにとることで腸内の水分不足を補います。

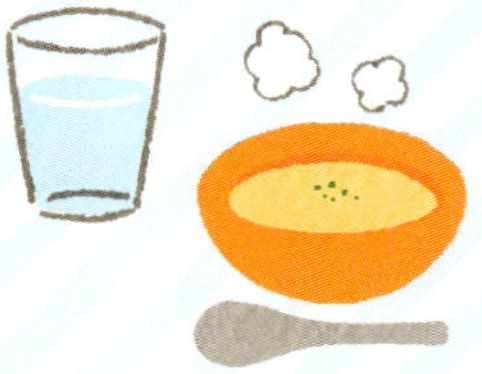

下痢の症状が強いとき

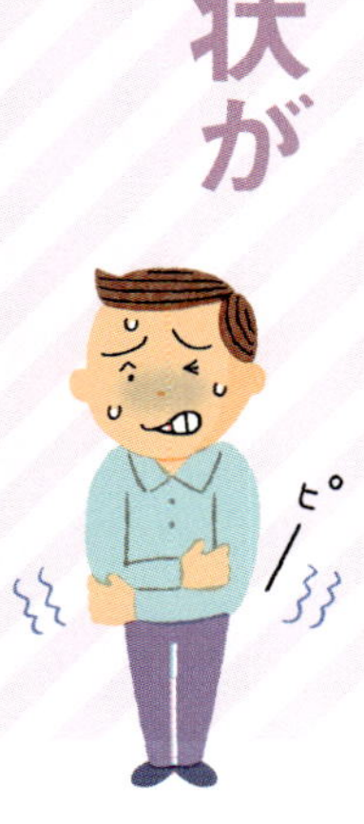

水溶性食物繊維の多い食材をとる

水溶性食物繊維のペクチンには、下痢でゆるんだ便をかためる働きがあります。海藻、野菜、果物に多く含まれます。

消化のいいものをとる

魚なら白身魚、鶏肉なら脂質の少ないささみやむね肉などの部位を選びましょう。また、にんじん、ほうれん草、大根、かぶ、玉ねぎ、かぼちゃなど繊維のやわらかい野菜は消化がいいのでおすすめです。

オリゴ糖を含む食材をとる

便秘は腸内環境の悪化も一因です。オリゴ糖は小腸で消化されにくく、大腸まで届きます。腸内にいる善玉菌のえさになったり、増やしたりして、腸内環境を整えます。

マグネシウムやカリウムも効果的

マグネシウムやカリウムは、腸の蠕動運動を助けます。カリウムは腸の筋肉に働き、マグネシウムは便をやわらかくします。

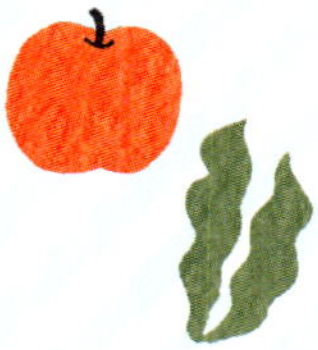

適量の油脂をとる

脂肪に含まれる脂肪酸が腸を刺激して蠕動運動を活発にさせる働きがあります。適度な油は便のすべりをよくし、便秘改善に役立ちます。

P92〜93
のレシピへ

脂肪は少なめに

脂質が多くなればなるほど消化に時間がかかり、腸への負担が増えます。揚げ物、中華料理などは控えめにしましょう。

野菜は細かく切り、葉野菜は葉先を使う

消化を助ける意味でも、食材はなるべく小さく切って調理します。野菜の茎などの硬い部分は細かく刻み、葉野菜はやわらかい葉先を使うようにするといいでしょう。

刺激の強いものは避ける

冷たい物、辛い物、炭酸飲料、アルコールなどは腸への刺激となるので要注意。にんにくや香辛料などを使う場合は量を控えめにしましょう。

P94〜95
のレシピへ

便秘型の人

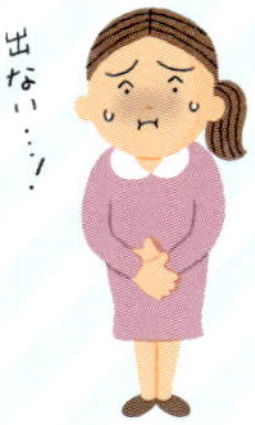

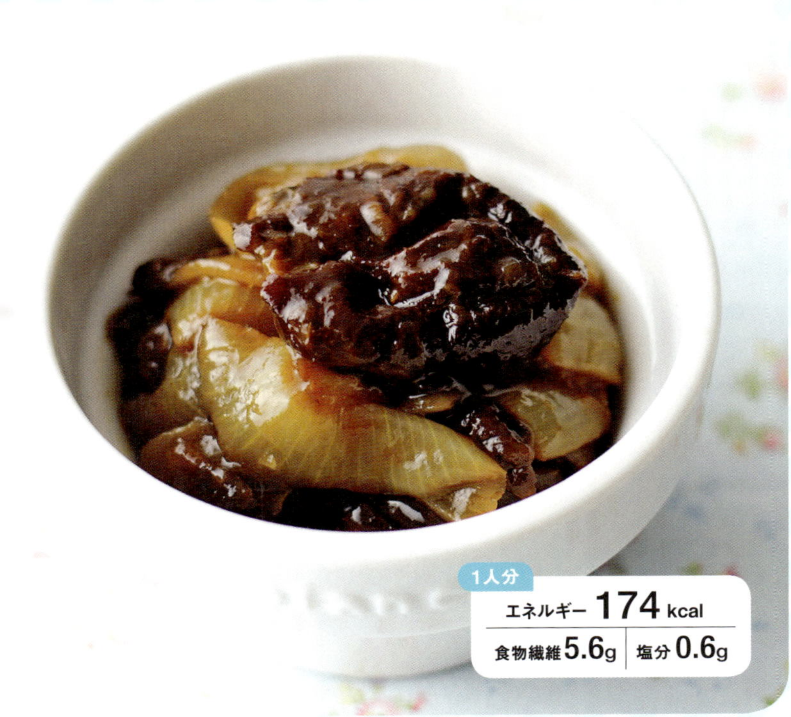

1人分
エネルギー 174 kcal
食物繊維 5.6g　塩分 0.6g

コンソメのコクがきいています

玉ねぎのプルーン煮

材料（1人分）

玉ねぎ …… 80g
プルーン（種なし） …… 6粒（60g）
コンソメ（顆粒） …… 小さじ½

作り方

1 玉ねぎはくし形切りにする。
2 鍋に1とプルーン、水1と¼カップを入れ、中火で煮る。汁けが少なくなったらコンソメを加えて混ぜ合わせる。

りんごがねぎの辛みをマイルドにします

納豆温やっこ

材料（1人分）

納豆 …… ½パック（25g）
豆腐 …… ⅓丁（100g）
りんご …… ¼個
長ねぎ …… ⅓本
しょうゆ …… 小さじ2

作り方

1 豆腐は1㎝幅に切る。りんごは皮つきのまますりおろす。長ねぎはみじん切りにする。
2 ボウルに納豆を入れ、長ねぎ、りんご、しょうゆを加え混ぜる。
3 器に豆腐を盛り、2をかける。

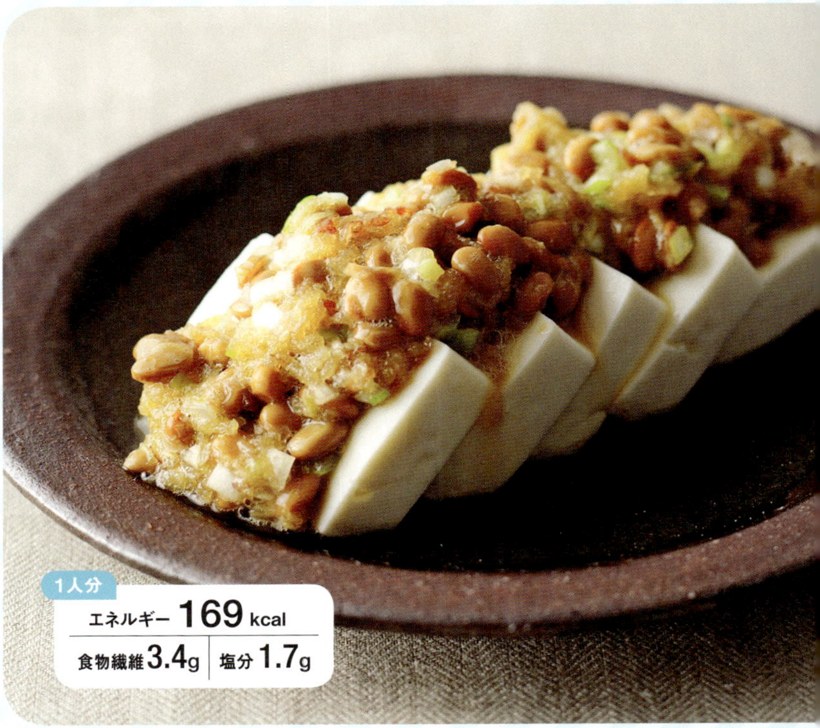

1人分
エネルギー 169 kcal
食物繊維 3.4g　塩分 1.7g

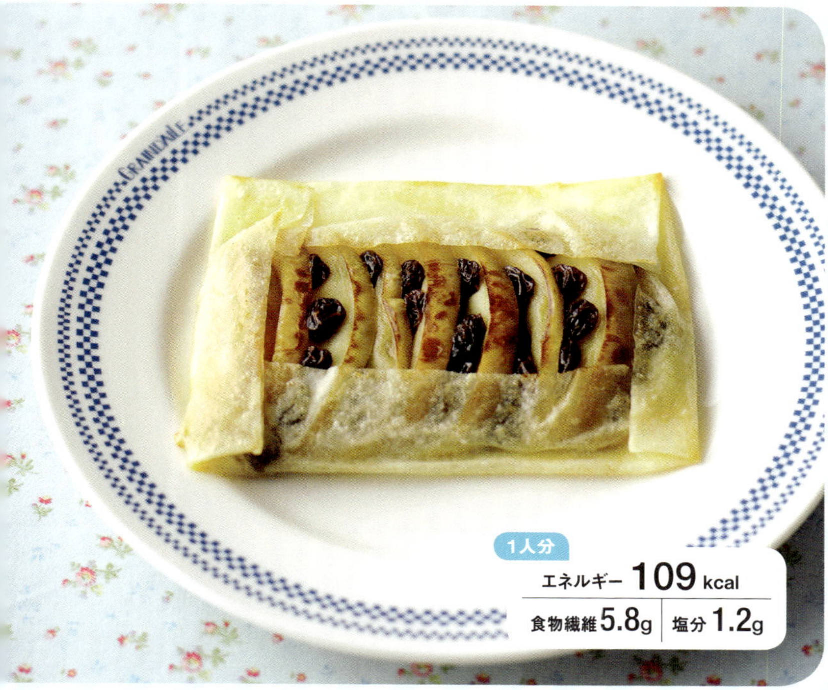

1人分
エネルギー **109** kcal
食物繊維 **5.8**g　塩分 **1.2**g

りんごとレーズンはベストカップル!

りんごのガレット風

材料（1人分）

りんご	½個（100g）
レーズン	20g
春巻きの皮	1枚
バター	小さじ1強（5g）

作り方

1 りんごは芯を取り、薄切りにする。
2 鍋に1を入れ、ふたをして弱火にかけ、約10分蒸し焼きにする。やわらかくなったらレーズンを加え、火を止める。
3 春巻きの皮を広げ、周囲を3㎝ほど残して真ん中に2を並べ、包み込むように四辺をたたむ。
4 フライパンにバターを熱し、3を入れ、中火で両面に焼き色をつける。

きな粉でたっぷり食物繊維をプラス

バナナきな粉トースト

材料（1人分）

バナナ	1本（100g）
食パン（全粒粉）	1枚
A きな粉	小さじ2
A はちみつ	大さじ1
A 溶かしバター（無塩）	小さじ1

作り方

1 ボウルにAを混ぜ合わせる。
2 バナナは輪切りにし、食パンの上に並べる。
3 オーブントースターで2を焼き、1をかける。

注目の ちょい足し 食物繊維

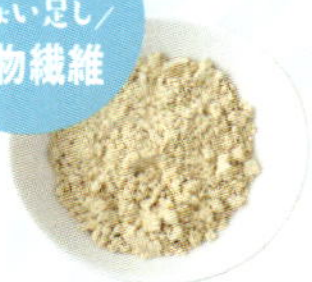

きな粉

きな粉は食物繊維が豊富な大豆製品。みそ汁、チャーハン、焼きそば、野菜炒めなどにひとふりすると、コクが増します。

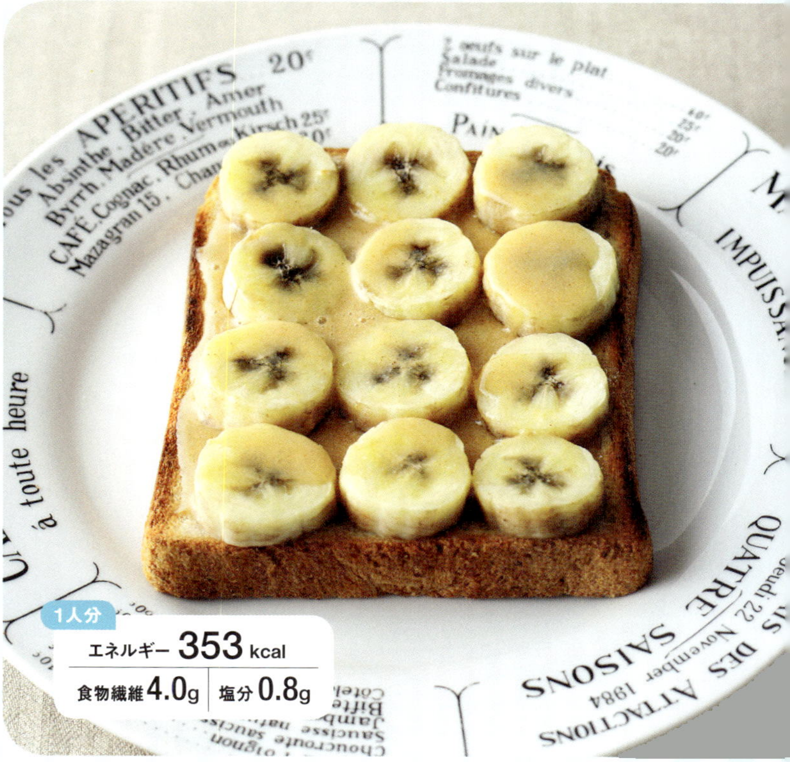

1人分
エネルギー **353** kcal
食物繊維 **4.0**g　塩分 **0.8**g

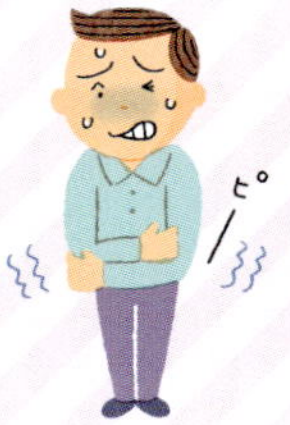

タイプ別
食事のとり方

下痢型の人

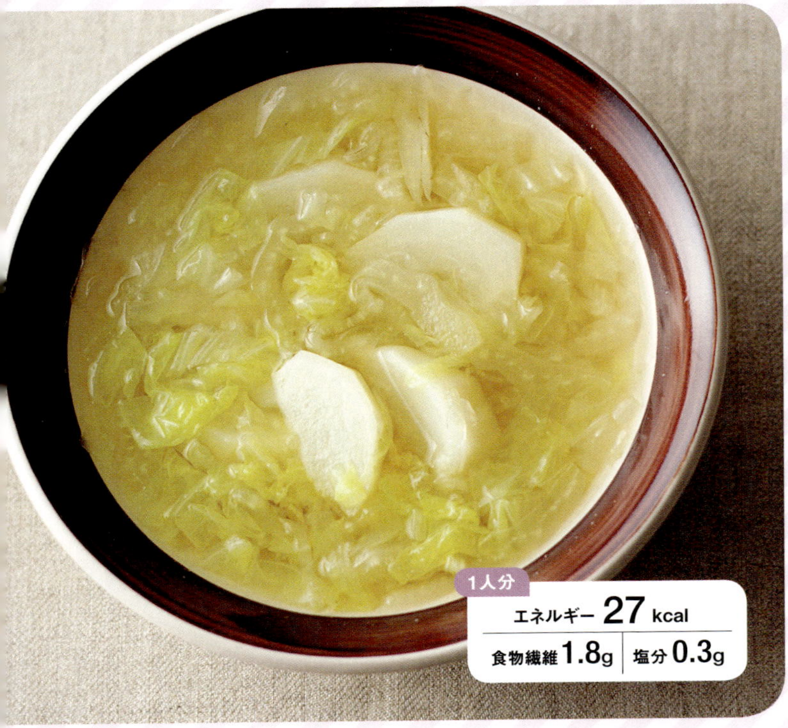

1人分
エネルギー 27 kcal
食物繊維 1.8g | 塩分 0.3g

野菜の甘みが調味料になります

白菜とかぶのスープ

材料（1人分）

白菜 ………………………… 1枚（100g）
かぶ ………………………………… ½個
だし汁 ……………………… 1と½カップ

作り方

1 白菜は細切り、かぶは薄切りにする。
2 鍋に1とだし汁を入れて火にかけ、野菜がやわらかくなるまで煮る。

豆腐がボリューム感を出します

豆腐の茶碗蒸し

材料（2人分）

チンゲン菜 ……………… ½わ弱（40g）
豆腐 ………………………… ½丁（150g）
A 卵 ……………………………………… 1個
A だし汁 ………………… 1と¼カップ
A 白だし ……………………………… 小さじ2

作り方

1 ボウルにAを混ぜ合わせ、ざるで濾し、卵液を作る。
2 チンゲン菜はゆで、ざるにあげて水けをきり、食べやすい長さに切る。豆腐は半分に切る。
3 耐熱容器に2を等分に入れ、1を注ぎふんわりとラップをかける。
4 フライパンに3を並べ、水を注ぎ、ふたをして約10分湯煎蒸しする。

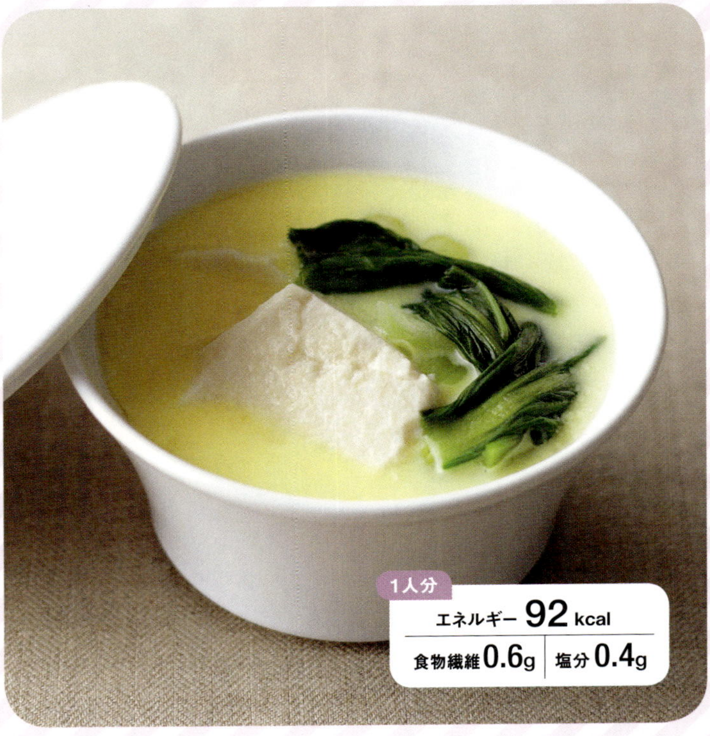

1人分
エネルギー 92 kcal
食物繊維 0.6g | 塩分 0.4g

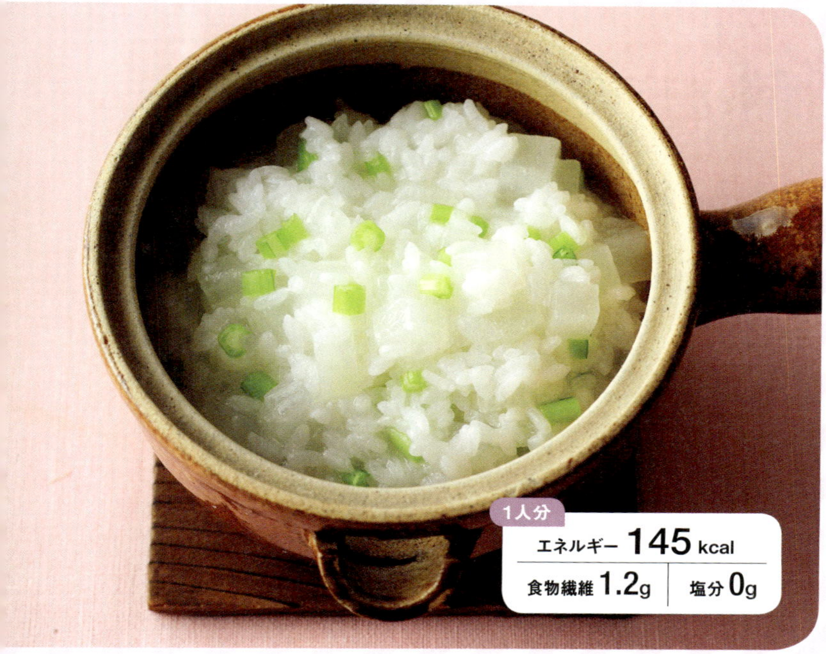

1人分
エネルギー 145 kcal
食物繊維 1.2g　塩分 0g

多めに作って冷凍しておくと便利

大根がゆ

材料（1人分）

大根 ………… 100g
大根の葉 ………… 15g
米 ………… ½合

作り方

1 米はとぐ。
2 大根は5㎜角に切る。大根の葉は茎だけにして小口切りにする。
3 鍋に水2カップを入れて火にかけ、沸騰したら1と2を加え、中火で15分煮る。

ゆずの香りが食欲をそそります

おろし温うどん

材料（1人分）

うどん（冷凍） ………… 1玉
大根 ………… 5㎝
オクラ ………… 2〜3本（24g）
とろろ昆布 ………… 4g
ゆずの皮（せん切り） ………… 少量
白だし（10倍濃縮） ………… 小さじ1と½

作り方

1 大根はすりおろす。オクラはサッとゆでてざるにあげ、粗熱がとれたら薄い小口切りにする。
2 鍋に水¾カップとうどんを入れ、沸騰したら白だしを加える。
3 器に2を盛り、大根おろし、とろろ昆布、オクラ、ゆずの皮を順にのせる。

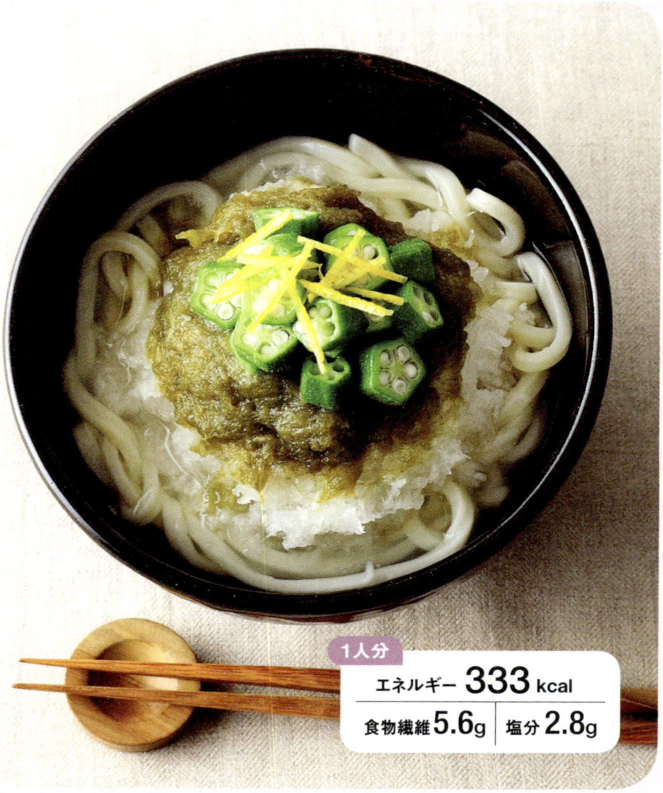

1人分
エネルギー 333 kcal
食物繊維 5.6g　塩分 2.8g

過敏性腸症候群の体験談

体験談 1

便秘と下痢が交互にくる混合型を、食生活の工夫で克服しました

(30代・女性／料理研究家)

　過敏性腸症候群の3つのタイプの中で、混合型の症状に悩まされました。毎日スムーズだった便通のリズムが、ある日突然崩れ、突然お腹をつかまれるような違和感を覚えました。そしてそのときを境に便秘や下痢を繰り返すようになりました。

　消化器科を受診したところ、先生にストレスが原因と言われました。その当時、仕事が忙しくなり、それに伴い生活が不規則になっていました。自分ではそれほどストレスに感じてはいなかったのですが、これが原因だったようです。

　はじめのひと月は処方された薬をのみながら様子を見ました。お腹の調子を整えるためには食事が大切と先生からアドバイスをいただいていたので、食物繊維を重視した献立を毎日とるように心がけました。

　食物繊維を手軽にとる方法として、ごはんを炊くときや、みそ汁などの汁物を作るときに、混ぜるだけでよい押し麦や雑穀を加えるようにしました。また、適度な油を摂取し、食事は1日3回、適量を食べるようにしました。小腹がすいたときには果物を食べたり、かぼちゃやさつまいもの副菜を添えたり、バナナにきな粉とはちみつをかけて食べるなどして、気持ちを満たしながら食物繊維も同時にとるというストレスと手間のかからない工夫をしました。こうした生活を続けて約半年。以前よりもお腹の調子は整い、便秘や下痢に悩まされることはなくなりました。

　仕事は相変わらず忙しいのですが、なるべく規則的な生活を送るように心がけています。食生活では引き続き食物繊維の〝ちょい足し〟を続け、バランスのよい食事にしています。

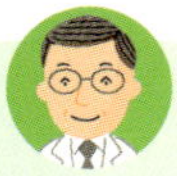

料理の仕事をなさっているだけあって、ストレスと手間がかからない食事の工夫ができたのはよかったですね。「食」は健康で活力ある生活の基盤ですから、楽しんでとりたいものです。

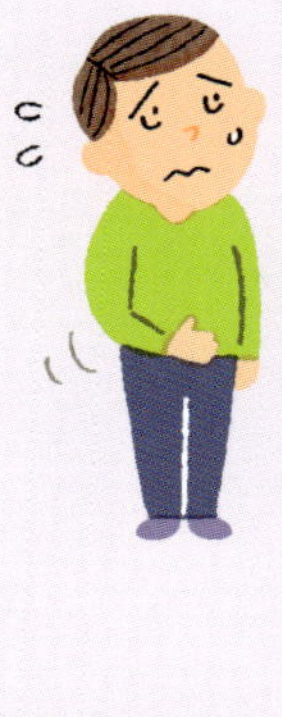

体験談2

大学受験のプレッシャーで下痢型に悩まされました 過剰な心配は逆効果です

（10代女性の母親）

娘が17歳、高校2年生のときに下痢型の過敏性腸症候群になりました。受験を前にしてのストレスが原因でした。受験に対する不安、まわりに自分よりも優秀な人が多く「自分だけ点数や偏差値の面で取り残されるのでは」という恐怖心があったようです。下痢の症状は、受験が終わり、大学が決定するまで続きました。

特に症状がひどくあらわれたのは、中間試験や期末試験の前後です。朝、家を出る直前になると腹痛を伴う下痢に襲われ、何度もトイレに駆け込むといった状態です。試験のときは症状が出るからと保健室で試験を受けていました。

娘は心療内科を受診。本人がインターネットで症状や受診科目などを調べて決めたので、私はとやかく口は出しませんでした。治療の内容も私から詳しく聞くことはありませんでしたが、ゆるやかな精神安定剤を処方されたようです。

過敏性腸症候群という病名だけは娘から聞き、親としてできることを考えました。なるべくおおらかな気持ちで過ごしてほしかったので、こちらも過剰に心配しないように「病気も受験もたいしたことないから大丈夫。具合が悪いときはそう言えばいいし、高校生活を充分に楽しんで、大学は浪人してもいいんじゃない」と娘には言いました。少し気が楽になったようです。

食事では消化のいいものを心がけました。娘は果物を好んで食べたので、お腹にいいりんごは常備していました。娘と一緒に過敏性腸症候群という病気を理解していき、気持ちの持ち方が大切だとわかりました。

親の役目としては、子どもに不安やプレッシャーを与えないことが大切だと実感しました。

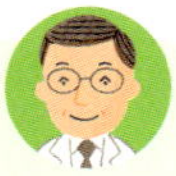

お嬢さんが気持ちに余裕を持って過ごせるように、ご家族の協力があったのはよかったですね。お子さんの場合は、特に親御さんの正しい理解が大切になってきます。

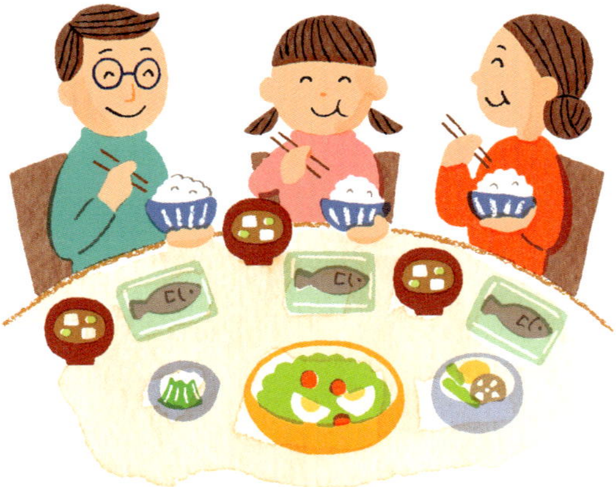

過敏性腸症候群の体験談

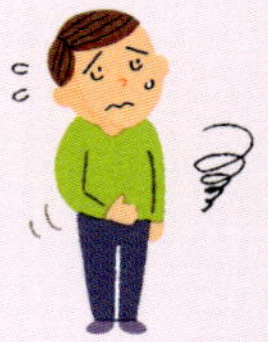

体験談3

先生に話を聞いてもらい生活習慣の改善と運動で症状が緩和されました

（50代・男性／元会社重役）

仕事のプレッシャーもあって、下痢がひどくなり、50代半ばで会社を退職せざるをえませんでした。当時は過敏性腸症候群という病名を知らなかったので、いろいろな病院に行きました。原因はストレスのようだとわかり、最初は心療内科にずっと通っていたのです。処方された薬をのんでいたのですが、なかなか症状が緩和されず……そこで知人から聞いた過敏性腸症候群の専門医を受診しました。

　そこでは、内視鏡検査も行い、がんや潰瘍などの病気がないことを確かめてもらいました。そして、過敏性腸症候群について詳しく教えてもらい、話を聞いてもらえたのでとても安心しました。腹痛や下痢が起こるのはなぜか、その理由がわかり、病気への理解が深まったことで、腹痛や下痢の症状があらわれる頻度も少なくなっていきました。

　先生からは、規則正しい生活をすること、汗ばむくらいの運動を取り入れることが重要だと言われ、それを実践。薬も減っていきました。徐々に症状がやわらぎ、今では気にならなくなりました。

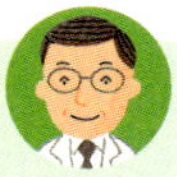

きちんと病気について理解できたのがよかったようです。安心感が症状の軽減につながったよい例ですね。

体験談4

気持ちに余裕が生まれ下痢をしても気にならなくなりました

（20代・男性／会社員）

上司からの期待や仕事のプレッシャーが原因だったのか、いつしか下痢に悩まされるようになりました。緊張したり不安になるとトイレに駆け込む状態です。東南アジアを中心とした海外出張も多かったのですが、これでは仕事もままなりません。だんだんと自信をなくしていき、それに伴い症状も悪化していきました。

　過敏性腸症候群の専門医を訪れたのは、海外出張へ行く数週間前。「とにかく、出張中にパニックにならないよう

体験談5

下剤のとりすぎで便秘の症状が悪化

（30代・女性／会社員）

便秘型だったのですが、とにかく出してすっきりしたかったので、下剤をよくのみました。病院に行くと、下剤を乱用すると腸が拡張して腸の蠕動運動がなくなり、ガスがたまってしまうと言われて……。下剤で腸が怠けてしまうなんて知りませんでした。まずは、下剤をやめて腸の働きを戻すことからはじめました。便の量を増やすために食物繊維を意識的にとったところ、薬なしで3か月ほどで便通のリズムが戻りました。

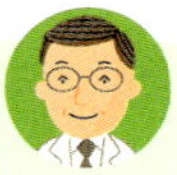

下剤の乱用をやめられたことがよかったですね。食物繊維の摂取を習慣にすることが大切です。

体験談6

一度の成功体験で症状が気にならなくなりました

（20代・女性／演奏家）

オーケストラの一員としてやっていけるのかというプレッシャーから過敏性腸症候群に。調子が悪くなるとみんなと一緒に練習ができず、迷惑をかけてしまうと思うと症状がさらに悪化していました。まずは、規則正しい生活を実践。お守りとして薬を持ち、どうしても必要なときはのむようにしていました。そんな中、演奏合宿を問題なく過ごせたことがきっかけで自信がつき、症状が出ても深刻に悩むことはなくなりました。

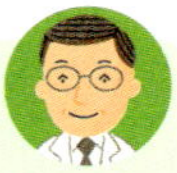

不安を乗り越えた成功体験があるとその後、心に余裕が生まれ、症状は改善しやすくなります。

にしたい」と告げ、下痢止めを処方してもらいました。運動を取り入れた規則正しい生活を送ることの大切さも教えてもらい、それも実践しました。がんばりすぎないことが大切という先生の言葉を聞いて、気持ちが楽になりました。海外出張も、薬があるという安心感からか気持ちに余裕が生まれ、何事もなくこなすことができました。

その後は、下痢をしても以前よりも気にならなくなりました。自分の状態を確認して安心する意味で、今でも定期的に通院しています。

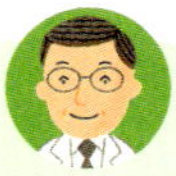

肩の力を抜いてリラックスして過ごせるようになったのがよかったですね。症状が出てもパニックにさえならなければ大丈夫ですよ。

【栄養成分値一覧】

本書で紹介している料理の１人分（１回分）あたりの成分値です。『日本食品標準成分表2015（七訂）』（文部科学省）に基づいて算出しています。同書にない食品は、それに近い食品（代用品）の数値で算出しました。煮物など、煮汁が残る食品については、可食部（食べる分）について計算しました。市販品はメーカーから公表された成分値のみ合計しています。

	料理名	掲載ページ	エネルギー (kcal)	たんぱく質 (g)	脂質 (g)	炭水化物 (g)	カリウム (mg)	カルシウム (mg)	鉄 (mg)	亜鉛 (mg)	ビタミンD (μg)	ビタミンB_1 (mg)	ビタミンB_2 (mg)	葉酸 (μg)	ビタミンC (mg)	コレステロール (mg)	食物繊維総量 (g)	食塩相当量 (g)
朝の献立	**ブロッコリーのおかゆ献立**																	
	鶏とブロッコリーのおかゆ	30	181	6.6	2.3	32.4	188	14	0.6	0.9	0	0.08	0.08	69	36	12	1.5	0
	ごぼうのごまみそ和え	30	172	5.5	10.3	17.1	237	243	2.6	1.5	0	0.11	0.07	60	1	0	5.0	1.1
	みょうがのピクルス	30	35	0.3	2.1	4.3	50	16	0.3	0.1	0	0.01	0.01	5	0	0	1.0	0.9
	合計		388	12.4	14.7	53.8	475	273	3.5	2.5	0	0.2	0.16	134	37	12	7.5	2.0
	マフィンサンドの献立																	
	干し柿のマフィンサンド	32	305	6.6	5.9	59	305	28	1	1	0	0.11	0.07	34	1	30	7.5	0.8
	2色の温サラダ	32	110	4.3	1.2	21.8	590	58	0.9	0.7	0	0.13	0.19	125	87	3	5.0	0
	トマトスープ	32	67	1.5	2.3	11.3	333	20	0.3	0.2	0	0.08	0.03	34	22	1	2.0	1.3
	合計		482	12.4	9.4	92.1	1228	106	2.2	1.9	0	0.32	0.29	193	110	34	14.5	2.1
	大麦グラノーラ	34	380	4.9	8.5	76	330	89	1.8	1	0	0.09	0.04	16	0	0	6.6	0
	大麦グラノーラ+牛乳1カップ	34	514	11.5	16.1	85.6	480	309	4.2	1.9	0	0.12	0.07	19	9	24	6.6	0
	おからとバナナのスコーン	35	445	12.1	14.9	70.3	737	337	3.3	1.9	0.1	0.27	0.16	68	16	16	10.4	0.5
昼食の献立	**きびミートソース風スパゲティの献立**																	
	きびミートソース風スパゲティ	36	626	17.1	10.8	111.2	514	48	2.7	2.8	0	0.28	0.1	34	10	1	5.2	1.0
	ミックスビーンズのサラダ	36	82	5.3	0	11.8	215	56	1.5	0.8	0	0.15	0.05	15	6	0	4.6	0.9
	フルーツスムージー	36	109	1.3	0.3	27.9	472	44	0.5	0.1	0	0.01	0.02	45	84	0	3.1	0
	合計		817	23.7	11.1	150.9	1201	148	4.7	3.7	0	0.44	0.17	94	100	1	12.9	1.9
麺	とろろきのこそば	38	419	16.1	2	86.8	93.4	44	2.5	1.9	0.2	0.34	0.19	67	6	0	6.4	3.4
	しらたきのたらこパスタ	39	139	5	9.1	12.7	199	162	1.2	0.9	0.7	0.13	0.08	23	12	76	6.6	0.7
	きのこのスープパスタ	39	404	14.5	10.7	63.6	578	21	1.8	2	3.3	0.39	0.48	76	2	21	5.8	1.5

	料理名	掲載ページ	エネルギー (kcal)	たんぱく質 (g)	脂質 (g)	炭水化物 (g)	カリウム (mg)	カルシウム (mg)	鉄 (mg)	亜鉛 (mg)	ビタミンD (μg)	ビタミンB_1 (mg)	ビタミンB_2 (mg)	葉酸 (μg)	ビタミンC (mg)	コレステロール (mg)	食物繊維総量 (g)	食塩相当量 (g)
昼の献立	**マグロの丼の献立**																	
昼の献立	マグロの漬けごま丼	40	511	27.6	12.8	69.8	703	153	3.1	2.4	3.5	0.23	0.18	61	9	35	5.6	1.8
昼の献立	たけのこのお吸い物	40	14	1.8	0.1	3	248	22	0.2	0.4	0	0.02	0.05	28	3	0	1.7	0.9
昼の献立	白菜のサラダ	40	17	1.3	0.1	4.3	274	51	0.4	0.2	0	0.03	0.04	62	19	0	1.7	0.5
昼の献立	合計		542	30.7	13	77.1	1225	226	3.7	3	3.5	0.28	0.27	151	31	35	9.0	3.2
丼	きのこ入り親子丼	42	402	17.8	12.8	55.2	419	43	2	2.1	1.8	0.25	0.4	66	5	204	6.0	0.7
丼	そぼろ丼	43	332	17.6	5.1	57.2	430	36	1.6	1.6	1.3	0.16	0.29	45	3	38	7.6	1.0
丼	キャベツたっぷり豚丼	43	403	22.7	22.7	53.3	570	84	1.8	2.7	0.1	0.82	0.25	96	48	54	6.1	1.3
夜の献立	**高野豆腐のあんかけの献立**																	
夜の献立	麦ごはん	44	208	3.7	0.6	46.5	80	7	0.5	0.8	0	0.04	0.02	6	0	0	3.3	0
夜の献立	高野豆腐の きのこあんかけ	44	109	13.6	12.5	8.8	341	127	1.7	1.9	1.9	0.26	0.29	57	3	14	3.0	1.0
夜の献立	ほうれん草のごま和え	44	59	2.4	3.6	5.6	280	93	1.4	0.6	0	0.07	0.08	84	12	0	1.9	0.4
夜の献立	おかひじきと わかめのみそ汁	44	26	2.5	0.5	4.3	557	90	0.8	0.3	0	0.06	0.11	53	9	0	2.0	0
夜の献立	合計		402	22.2	17.2	65.2	1258	317	4.4	3.6	1.9	0.43	0.5	200	24	14	10.2	1.4
夜の献立	**豚肉のピカタの献立**																	
夜の献立	雑穀ごはん	46	224	6.3	3.3	40.3	179	34.6	0.4	0.4	0	0.14	0.04	4	0	0	2.2	0
夜の献立	豚肉のピカタ トマトソース添え	46	366	22.1	22.4	17.6	899	84	2	2.3	0.9	0.65	0.39	115	37	223	4.2	0.3
夜の献立	にんじんのラペ	46	136	0.7	4	25.5	261	24	0.7	0.2	0	0.04	0.03	13	2	0	1.9	0
夜の献立	おからの コーンクリームスープ	46	108	5.6	2.9	14.8	324	30	1.7	0.6	0	0.06	0.05	41	2	0	2.9	0.6
夜の献立	合計		834	34.7	32.6	98.2	1663	172.6	4.8	3.5	0.9	0.89	0.51	172.6	41	223	11.2	0.9
夜の献立	**鮭のローストの献立**																	
夜の献立	麦ごはん	48	208	3.7	0.6	46.5	80	7	0.5	0.8	0	0.04	0.02	6	0	0	3.3	0
夜の献立	鮭のキヌアロースト	48	239	22.2	10.1	15.5	473	25	1.9	1	25.6	0.34	0.23	25	1	47	2.4	0.6
夜の献立	春菊入り厚焼き卵	48	137	7.3	9.8	4.1	126	52	1.2	0.7	1	0.04	0.26	44	1	231	0.7	0.2
夜の献立	セロリの漬け物	48	15	0.5	0	3.5	182	22	0.2	0.1	0	0.01	0.01	14	4	0	1.0	0.3
夜の献立	具だくさんみそ汁	48	87	4	3.5	10.9	562	101	1.6	0.5	0	0.08	0.07	25	1	0	3.0	1.1
夜の献立	合計		686	37.7	24	80.5	1423	207	5.4	3.1	26.6	0.51	0.59	114	7	278	10.4	2.2

	料理名	掲載ページ	エネルギー (kcal)	たんぱく質 (g)	脂質 (g)	炭水化物 (g)	カリウム (mg)	カルシウム (mg)	鉄 (mg)	亜鉛 (mg)	ビタミンD (μg)	ビタミンB1 (mg)	ビタミンB2 (mg)	葉酸 (μg)	ビタミンC (mg)	コレステロール (mg)	食物繊維総量 (g)	食塩相当量 (g)
副菜バリエ	切り干し大根サラダ	50	141	4.5	8.7	11.9	576	89	1.7	0.5	0.2	0.18	0.07	19	11	20	3.5	0.8
	セロリとめかぶ酢	50	27	1.6	0.7	6.1	302	98	0.4	0.3	0	0.04	0.05	52	6	0	4.2	0.8
	なすときのこの おろし和え	51	48	3.2	0.4	9.9	546	43	0.8	0.6	1	0.14	0.21	81	16	1	3.8	1.5
	オクラとなめこの おかか和え	51	26	2.7	0.2	5.5	235	48	0.7	0.5	0.3	0.09	0.1	78	6	2	3.8	0.1
	おからのクリームサラダ	52	129	8.1	6.2	10.5	381	127	0.6	0.7	0.1	0.2	0.16	23	15	17	4.2	0.6
	キヌアサラダ	52	270	9	5.8	41.7	334	50	2	1.9	0	0.23	0.06	23	14	0	5.1	0.3
	里いものチーズ焼き	53	141	7.1	6.8	12.8	620	254	0.7	1.2	0	0.07	0.13	40	8	17	2.4	0.3
	マッシュルームと エリンギのバターレモン	53	77	3	6.9	5	387	6	0.4	0.6	1.1	0.09	0.26	54	4	17	3.1	0.2
ストックおかず	ミックス根菜煮（1/10量）	54	74	2.6	1.5	14.9	422	40	0.7	0.4	0.3	0.06	0.05	35	11	0	3.1	0.8
	チキンカレー	55	476	16	12.3	73.3	484	43	1.2	1.5	0.3	0.11	0.01	29	7	43	2.8	2.1
	炊き込みごはん	55	384	9.5	6.8	70.1	412	81	1.7	1.7	0.2	0.12	0.06	40	9	0	3.0	0.7
	根菜の袋煮	55	161	7.3	10.5	10.1	221	109	1.7	1	0.1	0.04	0.04	21	4	0	1.5	1.9
	ゆで鶏寒天（1個分）	56	9	1.9	0.1	0.1	29	1	0	0.1	0	0.01	0.01	1	0	6	0.1	0.1
	ゆで鶏寒天の ごまだれかけ	57	66	4.8	1.9	6.9	95	40	0.4	0.3	0	0.03	0.04	7	1	12	0.5	1.0
	ゆで鶏寒天サンド	57	134	7.8	2.2	20.7	102	15	0.3	0.5	0	0.04	0.04	15	1	12	1.1	0.7
	ゆで鶏寒天入り のっぺい汁	57	53	5.3	0.9	7	252	20	0.4	0.4	0.1	0.04	0.05	17	5	12	1.4	1.3
	レンジ大根（1/7量）	58	13	0.4	0.1	2.8	147	18	0.1	0.1	0	0.01	0.01	23	6	0	1.2	0
	サバのみそ煮 レンジ大根添え	58	201	16.4	9.3	12.1	417	37	1.4	0.9	7.7	0.12	0.22	40	6	45	1.8	1.8
	焼き大根	58	32	0.4	2.1	2.8	148	18	0.1	0.1	0	0.01	0.01	23	6	0	1.2	0.1
	レンジにんじん（1/6量）	59	17	0.3	0.1	4.2	104	13	0.1	0.1	0	0.01	0.02	8	1	0	1.3	0
	にんじんサラダ	59	64	0.4	3	9.8	106	14	0.2	0.1	0	0.01	0.02	8	1	6	1.3	0.1
	シンプルおでん	59	133	8.8	2.3	18.8	313	69	0.9	0.4	0.6	0.06	0.1	37	7	12	2.5	2.2
	レンジごぼう（1/3量）	60	26	0.7	0.1	6.2	96	22	0.3	0.3	0	0.01	0.01	28	0	0	2.8	0
	ごぼうの酢みそかけ	60	52	1.5	0.5	10.8	120	28	0.6	0.4	0	0.01	0.02	32	0	0	3.1	0.8
	ごぼうのやわらかうま煮	60	43	1.3	0.1	9.9	120	24	0.4	0.4	0	0.01	0.02	30	0	0	2.8	1.1
	ミックスレンジジャム （大さじ1量）	61	51	0.1	0	13.3	35	2	0	0	0	0.01	0	4	6	0	0.3	0
	ポークジャムソテー	61	386	20.4	23.3	21.7	444	18	0.5	1.8	0.1	0.72	0.17	15	11	62	1.1	1.0
ごはん物	シーフード入りみそ雑炊	64	367	29	1.3	51.4	669	128	4.4	3.1	0	0.39	0.39	69	10	94	11.0	1.7
	うなぎ五目寿司	65	427	18.9	14.8	53.8	454	106	2	2.7	8	0.29	0.46	74	17	219	6.2	0.8
	きのこのリゾット	66	375	16.1	5.8	69.8	932	60	3.8	2.3	3.4	0.38	0.58	141	7	1	10.9	1.3
	切り干し大根入り 炊き込みごはん	67	330	6.9	0.9	75.2	851	213	8.1	1.4	0	0.14	0.19	35	1.0	0	7.3	1.0
	かぼちゃごはん	67	273	5	0.9	60.6	303	14	0.9	1.1	0	0.09	0.07	28	22	0	4.4	0
スープ	もりもり海藻スープ	68	21	1	1.6	1.8	118	59	0.6	0.3	0	0.02	0.03	15	0	0	1.5	0.4
	さつまいもときのこのみそ汁	69	134	3.8	0.8	30.2	737	49	1	0.5	0.9	0.19	0.12	60	26	0	3.9	1.0

	料理名	掲載ページ	エネルギー (kcal)	たんぱく質 (g)	脂質 (g)	炭水化物 (g)	カリウム (mg)	カルシウム (mg)	鉄 (mg)	亜鉛 (mg)	ビタミンD (μg)	ビタミンB_1 (mg)	ビタミンB_2 (mg)	葉酸 (μg)	ビタミンC (mg)	コレステロール (mg)	食物繊維総量 (g)	食塩相当量 (g)
スープ	にんじんのポタージュ	70	162	5.2	8.5	16.5	525	42	1.6	0.6	0	0	0.03	50	24	17	2.6	0.8
	ひじきとオクラのスープ	71	55	3	3.5	3.3	104	104	0.7	0.4	0	0.05	0.06	41	3	0	3.7	0.2
	大根と山いものスープ	71	107	4.2	0.2	23.6	740	40	0.6	0.6	0	0.13	0.04	42	16	0	3.2	0.2
主菜	タラの包み蒸し	72	321	19.8	5.5	47.4	1050	92	1.2	0.9	1	0.26	0.16	84	41	58	3.9	1.0
	和風ひじきハンバーグ	73	271	25.6	13.5	11.9	716	127	2.4	1.5	0	0.2	0.25	32	3	60	4.6	0.8
	山いもとれんこんのグラタン	74	350	16.5	10.5	50.1	1192	402	1.3	2.4	0	0.26	0.19	20	32	26	5.2	1.0
	キャベツと豚肉の重ね蒸し	75	278	22.6	15.5	11.8	768	96	1.3	2.4	0.1	0.99	0.27	169	86	71	3.9	0.7
	豆腐ステーキ きのこあんかけ	76	248	19.2	13	16.1	819	197	2.7	2.3	1.1	0.49	0.26	76	14	23	3.8	1.2
	枝豆とトマトのオムレツ	77	170	11.4	10.7	6.4	435	55	2.3	1.3	0.8	0.21	0.27	187	20	187	2.9	0.3
寒天を使ったレシピ	ホタテのソテー寒天タルタルソースがけ	78	204	20.1	11	4.9	450	87	3.1	3.4	0.9	0.11	0.46	104	9	249	0.8	1.5
	糸寒天と大豆のサラダ	78	106	9.1	4.5	8.6	524	62	1.4	1.1	0	0.14	0.1	45	11	0	7.8	0.9
	寒天ハンバーグ	79	183	11.9	7.8	17.2	598	69	1.6	2.4	0.1	0.22	0.14	25	9	36	5.5	1.0
	揚げない寒天エビマヨ	79	280	22.6	15.5	12.6	497	50	0.4	1.6	0.1	0.06	0.08	93	18	172	3.5	0.9
ヨーグルトを使って	焼きヨーグルトのオープンサンド	82	196	14.9	5	22.3	404	125	0.6	1	12.8	0.17	0.23	40	4	35	2.1	0.6
	ヨーグルト温サラダ	83	157	8.2	8.9	12.3	648	193	0.7	1.3	0	0.15	0.34	147	71	17	2.8	0.6
	アボカドのディップ	83	126	4.8	7.7	12.7	856	131	0.7	0.8	0	0.11	0.2	84	40	7	3.8	0.2
	ヨーグルトとおぼろ昆布のグラタン	84	213	13.1	13.3	12	741	569	0.5	2	0	0.13	0.33	85	21	38	3.2	0.9
	ほうれん草のヨーグルト和え	85	57	4.4	2	6.4	781	103	2.2	1	0	0.13	0.27	218	35	5	3.1	0.7
	鶏ささみの梅ヨーグルトソース和え	85	155	23.3	3.5	6.8	597	128	0.4	0.9	0	0.13	0.24	40	9	68	0.9	2.4
甘酒を使って	タコとトマトの温サラダ甘酒ドレッシング添え	86	156	11.1	1.5	24.6	694	16	0.7	1	0	0.15	0.07	37	50	60	2.1	0.2
	甘酒鶏そぼろのレタス包み	87	282	24.7	9.2	23.7	530	45	2.1	1.3	0	0.16	0.28	96	5	75	2.1	1.9
	甘酒フレンチトースト	88	453	14.2	11.9	71.2	151	39	1.5	1.7	0.8	0.1	0.27	54	0	196	2.4	1.8
	甘酒ほうじ茶ラテ	89	105	2.2	0.1	23.9	35	5	0.1	0.4	0	0.01	0.05	19	0	0	0.5	0.3
	甘酒オレ	89	148	5	3.9	23.1	164	113	0.1	0.7	0.3	0.05	0.18	13	1	12	0.4	0.3
	甘酒抹茶ラテ	89	146	7.1	2.4	23.7	366	43	2.3	1	0	0.08	0.13	108	4	0	2.9	0.2
便秘型レシピ	玉ねぎのプルーン煮	92	174	2.4	0.3	44.9	411	40	0.8	0.5	0	0.06	0.05	15	6	1	5.6	0.6
	納豆温やっこ	92	169	11.8	6.8	15.9	453	154	1.9	1.3	0	0.12	0.21	60	4	0	3.4	1.7
	りんごのガレット風	93	109	0.8	4.2	18.6	153	15	0.5	0.1	0	0.02	0.01	2	0	11	5.8	1.2
	バナナきな粉トースト	93	353	7.5	5.6	72	554	27	1.7	1.2	0	0.18	0.09	56	17	8	4.0	0.8
下痢型レシピ	白菜とかぶのスープ	94	27	2	0.1	5.8	511	61	0.4	0.2	0	0.07	0.07	81	26	0	1.8	0.3
	豆腐の茶碗蒸し	94	92	8.3	5.4	2.4	263	129	1.2	0.8	0.4	0.08	0.13	30	3	89	0.6	0.4
	大根がゆ	95	145	2.8	0.4	31.4	178	36	0.6	0.6	0	0.05	0.03	33	10	0	1.2	0
	おろし温うどん	95	333	9	1.1	69.8	556	98	1.6	0.9	0	0.13	0.13	99	18	0	5.6	2.8

STAFF

カバー・表紙・大扉デザイン ▪ 鈴木住枝（Concent,inc）
本文デザイン・DTP ▪ テイク・オフ
撮影 ▪ 大森忠明　南雲保夫（P54～61）
イラスト ▪ 根岸美帆
編集 ▪ テクト
校正 ▪ 伊藤真喜子（マトリックス）

食事療法はじめの一歩シリーズ

食事で症状をコントロール

過敏性腸症候群の安心ごはん

2016年4月27日　初版第1刷発行
2022年5月30日　初版第2刷発行

監修 ▪ 松枝 啓
発行者 ▪ 香川明夫
発行所 ▪ 女子栄養大学出版部

〒170-8481　東京都豊島区駒込3-24-3
電話 ▪ 03-3918-5411（営業）
　　　 03-3918-5301（編集）
ホームページ ▪ http://www.eiyo21.com
振替 ▪ 00160-3-84647
印刷所 ▪ 凸版印刷株式会社

ISBN978-4-7895-1880-2

▪ 監修

松枝 啓（まつえだ・けい）

医学博士。さくらライフ錦糸クリニック名誉院長。岡山大学医学部卒業。消化器治療の権威。国立国際医療センター第一消化器医長、国立国際医療研究センター国府台病院院長などを歴任。排便コントロール、過敏性腸症候群の研究で世界的な評価を得ており、機能性消化管障害（過敏性腸症候群や機能性ディスペプシアなど）の診断基準や治療方針を決定する国際委員会〝RomeⅢ委員会〟の委員。現在は医療の原点に戻り、研究活動を続けながら、さくらライフ錦糸クリニックに勤務し、地域の赤ひげ先生として地域医療に従事。日本内科学会、日本消化器病学会（評議員）、日本消化器内視鏡学会（評議員）、日本消化吸収学会（評議員、理事）、日本消化管学会（評議員、理事）、日本潰瘍学会、日本経静脈経腸栄養学会（評議員）、RomeⅢ委員会委員、日本内科学会認定医、日本消化器病学会専門医、日本消化器内視鏡学会専門医。

▪ 献立&料理作成

料理山研究所（りょうりやまけんきゅうじょ）

テレビや雑誌などのフードコーディネート、企業の商品開発やレシピ作りなどを手がける料理研究家や管理栄養士の集団。レシピは料理研究家の山崎志保。「食材、料理で家庭から健康を作る」をモットーにだし汁や食材の組み合わせ方でヘルシーで美味しい料理を作る。離乳食、子供の食事、介護食なども手掛ける。食力プロジェクトという名の農家と人をつなぐ家庭料理教室、講演、その他にテレビや雑誌でも活躍中。管理栄養士は同研究所所属の大西清子、深田由縁、川鍋章代。

村上祥子（むらかみ・さちこ）

料理研究家。管理栄養士。電子レンジ調理の第一人者。栄養バランスのよい、カロリー控えめのレシピに定評があり、日本国内外での食育指導にも力を注ぐ。著書多数。